SCIENTIA

MAI 1902.

SÉRIE BIOLOGIQUE

n° 14.

MODE DE FONCTIONNEMENT ÉCONOMIQUE

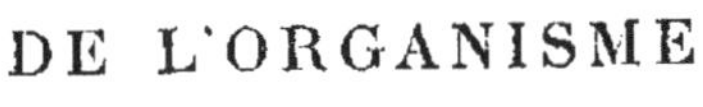

DE L'ORGANISME

PAR

LE Dr A. IMBERT

Professeur à la Faculté de Médecine
de l'Université de Montpellier.
Membre correspondant de l'Académie de Médecine.

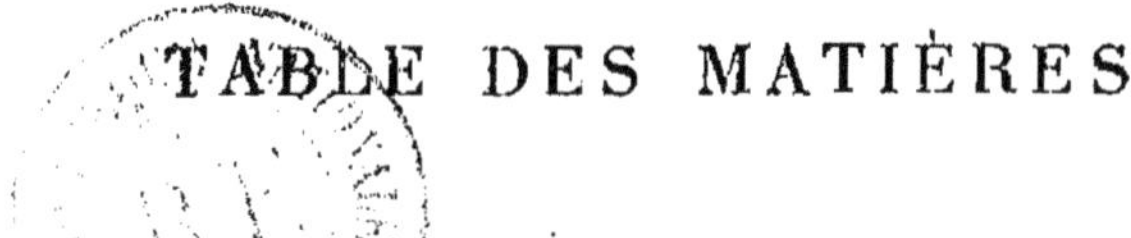

TABLE DES MATIÈRES

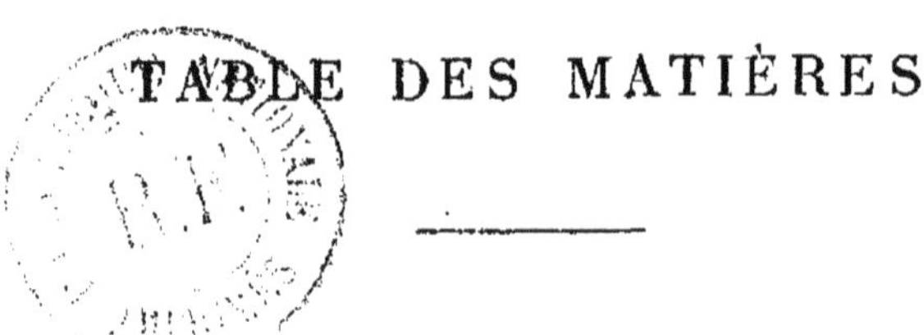

TABLE DES MATIÈRES

L'ÉNERGÉTIQUE ANIMALE D'APRÈS L'ŒUVRE DE CHAUVEAU

MODE

DE FONCTIONNEMENT ÉCONOMIQUE

DE L'ORGANISME

CONSIDÉRATIONS GÉNÉRALES

CAUSES DIVERSES QUI INFLUENT SUR LA DÉPENSE D'ÉNERGIE DU MOTEUR ANIMÉ ET QUI DÉPENDENT DE LA VOLONTÉ. RACCOURCISSEMENT MUSCULAIRE. ANTAGONISME DES MUSCLES. POSITIONS RELATIVES DES LEVIERS OSSEUX. FORME DES MUSCLES ET MODE D'EXCITATION.

1. — Une machine thermique, un moteur électrique....., transforment en travail dynamique l'énergie qu'ils reçoivent sous une autre forme, chaleur, électricité, etc. On ne retrouve pas d'ailleurs, sous forme de travail mécanique extérieur, l'équivalent de toute l'énergie fournie à la machine, mais bien d'une partie seulement de celle-ci, partie plus ou moins grande suivant la nature de l'énergie à transformer et l'agencement du moteur qui opère la transformation.

On appelle *rendement* d'un moteur le rapport de la quantité d'énergie mécanique engendrée à la quantité totale d'énergie d'autre nature fournie à cette machine productrice de travail. Ce rapport est toujours plus petit que l'unité et le fonctionnement de la machine est d'autant plus économique, toutes choses égales d'ailleurs, que son rendement est plus voisin de 1, c'est-à-dire, qu'il y a une moins grande quantité d'énergie première non transformée en travail dynamique extérieur.

2. — On n'a pu calculer encore le rendement théorique du moteur animé, faute, en particulier, de connaître d'une manière complète la nature même de ce moteur.

Mais nous savons du moins, depuis la première série des recherches de Chauveau sur l'énergétique animale, que le moteur animé a un rendement essentiellement variable, et d'autant meilleur que le muscle, c'est-à-dire l'organe producteur de travail, fonctionne sous un degré de raccourcissement moindre. C'est là un fait très caractéristique, tout à fait spécial au moteur animé, et que l'on n'avait pas énoncé, malgré les grandes différences des nombres par lesquels l'expérience avait conduit d'éminents physiologistes à représenter le rendement pratique du moteur que le muscle constitue ; ces différences étaient restées inexplicables, car les noms même des savants, qui avaient effectué les observations d'où résultaient des nombres variant cependant du simple au double, interdisaient de songer à de grosses erreurs d'expérience pour expliquer un tel défaut de concordance. Une cause encore inconnue pouvait seule être invoquée et il était réservé à Chauveau de la dégager avec certitude de la complexité même du phénomène.

3. — La contraction de la plupart de nos muscles, et par suite le degré de raccourcissement, est d'ailleurs un acte qui dépend directement de notre volonté, sauf dans quelques circonstances mécaniques particulières dont nous pouvons ne pas tenir compte ici ; il résulte de là que nous constituons un moteur autonome jouissant, de par sa nature même, de cette singulière propriété d'avoir un rendement variable à notre volonté.

Il est dès lors intéressant de chercher comment nous usons de cette propriété spéciale, dans quelle mesure nous profitons de cette faculté que nous possédons de réduire ou d'augmenter notre dépense propre d'énergie pour effectuer un même travail dynamique extérieur, et de chercher, en d'autres termes, le degré d'économie énergétique que nous réalisons inconsciemment dans le fonctionnement de notre organisme en tant que moteur.

Il est à croire sans doute, *a priori*, que nous avons la perception physiologique intime des faits dont nous devons à Chauveau la connaissance consciente, et que, dans la partie de nos actes mécaniquement soumise à notre volonté, nous réalisons inconsciemment les conditions qui correspondent, toutes choses égales d'ailleurs, à la moindre dépense d'énergie. Mais encore cette constatation mérite-t-elle d'être faite, s'il est possible.

4. — Il est d'autant moins superflu de chercher, dans l'observation même du moteur animé en état d'activité dynamique, des indications sur le degré d'économie énergétique

avec lequel il fonctionne, que cette circonstance du raccourcissement plus ou moins considérable des muscles en contraction n'est pas la seule qui présente ce double caractère : 1° d'avoir une influence sur la quantité d'énergie que l'organisme doit dépenser pour la réalisation d'un acte mécanique déterminé ; 2° d'être, quant à l'intensité de son action, sous la dépendance de notre volonté.

5. — Notre musculature, par exemple, comporte des muscles à actions inverses, que nous pouvons volontairement opposer l'un à l'autre et que, pour cette raison, on appelle antagonistes. Des travaux divers ont, en effet, mis hors de doute l'intervention simultanée de tels muscles lors de l'exécution de certains actes mécaniques. Il semble donc, à un examen superficiel, que, dans certains cas, nous dépensons inutilement, et d'ailleurs volontairement, l'énergie dont nous sommes par contre, dans d'autres circonstances, si judicieusement ménagers, ainsi que nous le montrerons plus loin. Cette question de l'intervention simultanée des muscles antagonistes, bien que présentant une importance moins générale que celle du degré de raccourcissement musculaire, dans la recherche du mode de fonctionnement économique du moteur animé, doit donc être considérée et l'on verra que son étude conduit à des conclusions aussi précises qu'intéressantes.

6. — D'autre part, l'organe moteur, le muscle, présente des formes multiples qui, dans une certaine mesure et au point de vue du mode de fonctionnement économique, sont comparables aux formes diverses d'organes analogues dans des machines thermiques de différents modèles. Il y a lieu dès lors de se demander si telles de ces formes ne correspondent pas à une utilisation moins bonne ou plus complète de l'énergie consommée par le moteur.

Sans doute il ne dépend pas de notre volonté de modifier la forme de nos muscles ; par suite, la considération des dispositions diverses qu'affectent les fibres, dans chaque unité musculaire anatomique, paraît étrangère à la recherche du mode de fonctionnement économique que nous pouvons volontairement adopter. Mais il n'est pas indifférent, en raison même de la question à laquelle ces pages sont consacrées, de savoir si oui ou non nos divers muscles, en tant que moteurs, ont des formes naturelles assez défectueuses pour entraîner une dépense inutile d'énergie.

Nous serons d'ailleurs amenés, à propos de l'influence de la forme des muscles, à signaler, en particulier d'après les travaux de Marey, la merveilleuse faculté d'adaptation de ces moteurs en vue d'une réduction de dépense énergétique, et à montrer combien il importe, dans toute question de mécanique animale, de ne pas s'en tenir exclusivement aux considérations de la mécanique des corps inertes. Les phénomènes biologiques sont de même nature sans doute que les phénomènes physiques, mais les premiers sont bien autrement complexes que les seconds et ce serait s'en tenir à une schématisation insuffisante, et illusoire dans ses résultats, que de vouloir juger du rôle de la forme d'un muscle en assimilant simplement chaque fibre à un corps élastique soumis aux lois physiques de l'élasticité de traction.

Nous verrons, en outre, qu'il n'est contraire à aucune loi physiologique de songer, quant au mode d'excitation neuromusculaire, à une hypothèse par laquelle notre volonté pourrait supprimer la dépense inutile d'énergie qui paraît correspondre à l'activité de certains muscles dont la forme, défectueuse au point de vue énergétique, serait d'autre part réglée par des nécessités d'ordre anatomique.

7. — D'autre part encore, c'est, en général, par l'intermédiaire de leviers osseux que l'organe moteur, le muscle, agit pour produire un travail extérieur, et il est facile de montrer que cette particularité n'est pas sans influence sur la dépense énergétique volontaire qui nous incombe dans les actes mécaniques qui nécessitent l'emploi de ces leviers.

On rencontre, en effet, dans l'organisme les divers leviers dits du 1er, du 2e et du 3e genre, et l'on n'en rencontre d'ailleurs pas d'autres, par la bonne raison qu'il ne saurait en exister d'une forme différente de celles que la mécanique a prévues. La théorie de ces machines simples montre que chacune d'elles présente des avantages spéciaux, et ce sont ces avantages mêmes dont les divers leviers osseux font bénéficier l'organisme. Sans doute les leviers bien que pouvant faciliter, à tel ou tel point de vue, l'accomplissement d'un travail déterminé, ne modifient en rien la quantité d'énergie que la production de ce travail nécessite, et il semble dès lors, qu'il n'y ait pas lieu de les prendre en considération dans la recherche du degré volontaire d'économie énergétique auquel correspond le fonctionnement du moteur animé.

Toutefois, en raison même des conditions mécaniques dans lesquelles ces leviers interviennent, l'intensité de la force de contraction musculaire est variable pendant le déplacement d'une charge, ou même pendant le soutien statique d'un poids, suivant la position du levier osseux utilisé. Or, nous verrons que, si le travail extérieur effectué par le muscle alors actif est constant, conformément aux lois de la mécanique, il n'en est pas de même de l'énergie interne que dépense le muscle et des travaux connexes, en particulier du travail d'excitation neuro-musculaire, dont s'accompagne tout travail musculaire. Or, il dépend, en général, de notre volonté d'adopter telle ou telle position de levier osseux pour l'accomplissement d'un travail extérieur déterminé, et d'agir ainsi sur la dépense totale d'énergie de diverses natures qui incombe à notre organisme; la considération des leviers osseux apparaît donc ainsi comme indispensable pour la solution de la question qui nous occupe.

8. — En somme donc, le moteur animé constitue, en raison même de son autonomie, un tout extrêmement complexe dans lequel s'accomplissent des fonctions multiples, liées plus ou moins directement entre elles et à la production de travail extérieur, et dont chacune correspond à une dépense d'énergie.

On conçoit facilement qu'un mécanicien inexpérimenté ne sache pas, pour la machine thermique dont il doit assurer le bon fonctionnement, régler rigoureusement la dépense d'énergie première, et par suite de combustible, d'après le travail que la machine doit fournir, ce qui entraîne une dépense inutile d'énergie calorifique. Or, nous sommes nous-mêmes le mécanicien du moteur que nous constituons ; nul, il est vrai, ne nous a appris les conditions du meilleur fonctionnement énergétique de notre organisme, mais c'est nous-mêmes qui pâtissons des fautes que nous pouvons commettre à ce sujet.

Cette auto-expérimentation journalière nous suffit-elle pour reconnaître et réaliser les conditions de moins grandes dépenses d'énergie ? C'est ce que nous nous proposons de rechercher.

On voit, d'après les considérations qui précèdent, que la question est fort complexe. Il résultera, en outre, de ce que nous dirons plus loin, que la solution complète et générale de ce problème d'énergétique animale ne pourrait être établie qu'avec des données qui nous manquent encore. Toutefois nos connaissances actuelles permettent l'examen d'un certain nombre de cas, et nous montrerons que, dans l'accomplissement des actes mécaniques sur lesquels une appréciation énergétique judicieuse peut être dès maintenant formulée, si nous sommes quelquefois prodigues, nous nous montrons au contraire sagement économes et savons réduire notre dépense d'énergie lorsque nous avons intérêt à le faire.

ACTES MÉCANIQUES GÉNÉRAUX

Procédé d'appréciation propre a l'organisme. Conditions d'observation. L'adulte et l'enfant ; le sujet en état de santé et le malade. Les pêcheuses d'Haughton. Les travaux de Marey sur la locomotion. L'apprentissage des sports.

9. — C'est une idée séduisante que celle qui consiste à penser que notre organisme, en tant que machine productrice de travail, est construit sur un modèle général et présente un mode de fonctionnement tels que toute dépense inutile d'énergie soit, ou du moins puisse être évitée.

On est d'autant plus porté à accepter comme exacte cette manière de voir, sans démonstration rigoureuse, que l'on songe aussitôt, si l'on croit nécessaire de citer quelques faits confirmatifs, à divers actes d'observation journalière, dans lesquels nous sommes évidemment ménagers de nos peines et réduisons au minimum la dépense d'énergie d'où résultera le travail que nous avons à faire. Des considérations aussi sommaires ne sauraient être regardées comme suffisantes pour conclure au mode de fonctionnement économique du moteur animé; mais les faits les plus simples, et d'observation courante, nous fournissent déjà des indications intéressantes, quant au procédé par lequel l'organisme est amené à adopter tel mode d'exécution d'un acte mécanique déterminé.

10. — Chacun de nous, du plus savant au moins instruit, non par paresse, mais par une judicieuse économie de ses forces, adopte sans hésitation un chemin rectiligne, convaincu qu'il est de l'exactitude de ce premier axiome de la géométrie : la ligne droite est le plus court chemin d'un point à un autre.

Ce n'est pas d'ailleurs par des mesures linéaires, effectuées à l'aide d'instruments appropriés, que nous arrivons à la connaissance de cette vérité géométrique, mais bien par l'appréciation de la dépense d'énergie, c'est-à-dire par la sensation de fatigue que détermine le parcours des diverses routes que l'on peut suivre.

11. — Si peu heureuse que paraisse tout d'abord cette méthode d'appréciation dont dispose et dont fait usage l'organisme, elle n'en est pas moins excellente, moins toutefois en raison de sa sensibilité, que par suite de son exacte adaptation à la nature des renseignements qu'elle doit fournir.

Il est à peine besoin, en effet, de faire remarquer que, pour le moteur animé qui doit les parcourir, deux chemins linéairement égaux ne sont pas forcément et toujours équivalents au point qu'il nous soit indifférent de suivre l'un ou l'autre. Encore faut-il, de toute évidence, que la marche y soit également facile, si bien que l'axiome de géométrie rappelé plus haut, est ici trop absolu et doit être remplacé, en mécanique physiologique, par cet autre :

Le chemin le plus court d'un point à un autre, ou plus exactement le chemin que nous suivons de préférence, est celui dont le parcours exige de nous la moindre dépense d'énergie.

Or c'est cette dépense d'énergie dont la fatigue nous donne la mesure, et c'est incontestablement ce renseignement, et non la longueur absolue du chemin, qu'il nous importe de connaître.

12. — Il est utile de faire remarquer dès maintenant, que la loi physiologique, que nous venons de substituer à l'axiome géométrique, est encore trop générale. Vraie dans bien des cas, elle est en défaut dans d'autres, et il est telle circonstance dans laquelle tel de nous choisira de préférence un chemin dont le parcours exige une dépense totale plus grande d'énergie, ou même sera dans la nécessité absolue de suivre la route énergétiquement la plus longue. Qu'il s'agisse, en effet, de monter à un étage, et que l'on offre, pour citer un cas extrême, le choix entre un escalier et une corde verticale le long de laquelle il faudra se hisser à la force des poignets. Bien peu de personnes, à coup sûr, choisiraient cette ascension directe, quand même on leur imposerait l'obligation de s'élever à une hauteur verticale plus grande en suivant l'escalier ; et cependant le travail mécanique, pour élever un même poids à une même hauteur, dépend seulement de la hauteur verticale de soulèvement et nullement du chemin parcouru.

Sans aller jusqu'au cas extrême que nous venons de considérer, bien des personnes, pour atteindre le sommet d'une montagne, préféreront à un chemin plus direct, mais à montée plus rude, une route plus longue, mais à inclinaison moins grande.

La plupart des cyclistes, de même, ceux du moins qui font un judicieux usage de ce sport en vue d'en retirer agrément et profit pour l'organisme, aimeront mieux parcourir, en roulant, une route plus longue, et laisseront de moins sages qu'eux suivre un chemin géométriquement plus court, mais plus accidenté.

13. — C'est que, en effet, la quantité de travail dynamique à effectuer, évalué d'ailleurs d'après la définition de la mécanique des corps inertes, n'est pas la seule dépense d'énergie à laquelle l'organisme ait à faire face, et le travail ainsi évalué n'est pas le seul élément dont il y ait à tenir compte en énergétique animale.

Tout d'abord, la quantité de travail à effectuer, soit à chaque pas, soit à chaque coup de pédale, ou la quantité d'énergie dynamique à dépenser par unité de temps, c'est-à-dire la *vitesse du travail*, intervient pour une large part dans la détermination à prendre.

L'organisme, en effet, présente, en tant que moteur, cette particularité que son fonctionnement est directement influencé par ce fonctionnement même.

Une machine thermique, par exemple, lorsqu'elle est en bon état d'entretien, reste constamment identique à elle-même, si l'on néglige l'usure matérielle des diverses pièces qui frottent les unes contre les autres ; elle consomme, après plusieurs heures de marche, la même quantité de charbon pour effectuer la même quantité de travail ; d'autre part, elle peut être impunément soumise à tous les régimes compatibles avec la résistance de ses divers organes, quelque variable que soit ainsi la vitesse du travail, c'est-à-dire la quantité d'énergie mécanique qu'elle produit pendant chaque unité de temps.

Il en est tout autrement du moteur animé. Après une durée de fonctionnement qui dépend à la fois de la quantité totale de travail effectué, et de la quantité d'énergie dépensée par unité de temps, apparaît le phénomène physiologique complexe que l'on appelle *fatigue*. Par suite des contractions musculaires mêmes, les combustions internes deviennent plus actives, et les produits de ces combustions, sortes de déchets organiques, encombrent l'organe moteur, comme les produits de combustion, les cendres, peuvent encombrer le foyer d'une machine qui consomme du charbon. La présence de ces déchets diminue l'aptitude du muscle à la contraction, et une même excitation neuro-musculaire ne détermine plus qu'une force de contraction moindre. Le système nerveux lui-même peut être atteint par la fatigue, puisqu'il doit intervenir plus énergiquement pour mettre le muscle en état de réaliser la même force de contraction.

De plus, l'élimination de ces déchets, qui prennent naissance pendant la production du travail et qui sont toxiques pour l'organisme, nécessite l'intervention plus active des grandes fonctions de respiration et de circulation, grâce auxquelles nous pouvons procéder à l'enlèvement, au transport et à l'élimination de ces déchets. Des modifications profondes surviennent donc dans l'organisme en travail, et l'on peut dire que, à ce point de vue, loin de rester identique à lui-même, le moteur animé devient d'autant moins apte à fonctionner que son fonctionnement a été plus intense et plus prolongé.

Il n'y a rien là, d'ailleurs, qui puisse être comparé à l'usure, que le fonctionnement détermine dans une machine industrielle. Si, en effet, un frottement prolongé à usé des pièces en contact, le repos n'apporte aucune modification à ce fâcheux état de chose, tandis que le moteur animé revient à son état primitif de bon fonctionnement, si on lui accorde la durée de repos qui lui est nécessaire pour que l'élimination des déchets accumulés puisse être complète, et pour que les effets des causes diverses, qui ont engendré l'état de fatigue, puissent se dissiper.

Or l'élimination des déchets des combustions internes au fur et à mesure de leur production ne peut être assurée que si le travail n'est ni trop actif, ni trop prolongé. De là une raison pour nous, de choisir quelquefois un chemin plus long, mais qui ne nécessite qu'une somme moindre de travail pendant chaque unité de temps.

Il y a lieu de remarquer d'ailleurs que l'augmentation de la quantité de travail à effectuer par unité de temps nécessite une augmentation de la force de contraction musculaire que nous pouvons être incapable de réaliser. C'est certainement ce qui se produirait pour bon nombre de personnes qui voudraient se hisser le long d'une corde verticale, ou gravir à bicyclette une rampe trop accusée. Il y a alors raison majeure pour adopter le chemin qui, par le fait même qu'il est géométriquement plus long, correspond en réalité, à une dépense totale plus grande d'énergie.

14. — Une autre particularité du moteur animé doit être signalée encore.

Pour un *même* sujet, c'est-à-dire pour un même moteur, d'ailleurs en parfait état de santé, la dépense totale d'énergie, nécessaire pour engendrer la fatigue, est très variable, suivant que le moteur travaille après une longue période de repos relatif, ou qu'il se trouve à l'état d'entraînement, c'est-à-dire qu'il a effectué des quantités assez considérables de travail durant les jours qui ont précédé le moment où on le considère.

A plus forte raison la même fatigue peut-elle correspondre à des dépenses d'énergie différentes, si l'on compare des moteurs divers, des sujets dont les organismes ne se trouvent pas dans des états identiques de fonctionnement. Un goutteux, un arthritique, un neurasthénique seront plus rapidement fatigués et la fatigue présentera d'ailleurs chez chacun d'eux des caractères spéciaux.

15. — Il résulte bien évidemment de ce qui précède que, pour l'appréciation, au point de vue de la dépense d'énergie, du choix spontané que nous faisons entre diverses routes qui peuvent toutes nous conduire en un même point, la considération de la fatigue, malgré le peu de précision absolue de ce procédé de mesure, est beaucoup plus utile que celle du travail, au sens purement mécanique du mot.

D'une part, en effet, le travail mécanique est indépendant du temps employé à l'effectuer, ce qui fait que cette notion abstraite est absolument insuffisante en énergétique animale.

Une certaine quantité de vapeur maintenue sous pression reste sans doute indéfiniment apte à effectuer une certaine quantité de travail, si l'on suppose que toute cause de déperdition de chaleur (conductibilité, rayonnement) a pu être supprimée ; il n'y a alors ni dépense d'énergie calorifique, ni production de travail au sens mécanique du mot. Mais il n'en est pas de même pour un muscle qui est maintenu en état de raccourcissement constant, de *contraction statique*, pour le soutien d'un poids ; dans ce cas, en effet, une certaine quantité de travail physiologique, d'ailleurs proportionnelle à la durée du soutien, est en réalité effectuée, car les phénomènes intimes au muscle sont identiques, quant à leur nature, à ceux qui accompagnent la production de travail dynamique, et la fatigue se fait bientôt sentir avec ses caractères habituels.

D'autre part, la quantité de travail dynamique extérieur effectuée par un muscle en activité ne représente pas l'équivalent de toute l'énergie dépensée par ce muscle. En effet, il faut en outre tenir compte d'abord du travail interne dont s'accompagne toute contraction musculaire et dont toute une partie ne donne lieu à aucune manifestation extérieure qui en permette l'évaluation en énergie dynamique.

D'autre part encore, le muscle, inerte par lui-même, n'entre en activité que sous l'excitation qui lui est communiquée par son nerf, ce qui correspond, pour l'organisme, à une dépense d'énergie, de forme encore inconnue, mais dont l'existence a été objectivement démontrée par Chauveau au moyen de mesures thermiques.

Enfin, à toute activité musculaire correspondent encore d'autres travaux connexes fournis par le muscle cardiaque et les muscles respirateurs, ce qui constitue pour l'organisme une autre dépense d'énergie entièrement distincte du travail dynamique extérieur produit.

Mais ce sont là tout autant de points sur lesquels des données manquent encore pour arriver à une évaluation précise et dont il sera d'ailleurs plus longuement question plus loin.

16. — Les considérations précédentes, si elles accusent la multiplicité des particularités, spéciales au moteur animé, dont il y a lieu de tenir compte, nous montrent du moins dans quelles conditions nous pourrons accorder créance aux indications qu'il est possible de tirer d'actes mécaniques généraux, quant au mode de fonctionnement économique du moteur animé.

Si c'est par le phénomène général de la fatigue que nous voulons juger de la dépense totale d'énergie, encore faudra-t-il que les limites entre lesquelles cette dépense pourra varier soient assez étendues, afin qu'il en résulte des variations de sensation assez grandes pour qu'elles puissent être nettement perçues par l'organisme. En d'autres termes, il faudra, par exemple, que l'acte mécanique sur lequel portera l'observation nécessite, par sa durée, la production d'une quantité assez considérable de travail et celui-ci devra d'autre part pouvoir présenter des variations assez notables suivant le mode d'exécution que nous adopterons. Toutefois la fatigue résultante ne devra pas être trop accusée, car le moteur aurait alors subi des modifications en suite desquelles il ne serait plus comparable à lui-même dans les diverses parties de l'observation.

Les enfants d'autre part devront être en général écartés comme sujets d'expérience. Pour ces jeunes organismes en voie de développement actif, en effet, l'exercice physique, la dépense d'énergie mécanique est une nécessité physiologique, presque aussi absolue que l'alimentation; ils dépensent par suite, non pour le plaisir mais par le besoin de dépenser ; ils courent et sautent au lieu de s'en tenir à l'allure économique de la marche, préfèrent même la pénible ascension le long d'une corde à la montée moins fatigante d'un escalier, et la fugue, pédagogiquement blâmable, de l'école buissonnière est peut-être moins souvent chez eux l'indice d'une paresse intellectuelle que la manifestation mécanique d'une nécessité physiologique. Une cause spéciale pousse ce jeune organisme non à l'économie, mais à une dépense qui, pour présenter les apparences de la prodigalité répond cependant à une sage prévoyance. La préoccupation naturelle et inconsciente des enfants n'est pas, comme celle de l'homme fait, de réaliser la meilleure utilisation de force, mais bien de provoquer par l'exercice le développement normal du moteur qu'ils constituent, et d'acquérir pour plus tard une endurance à la fatigue, une capacité de travail que peut seule leur donner une dépense journalière d'énergie poussée jusqu'à la limite où le surmenage commence. Il faut que les enfants s'essoufflent afin d'être moins essoufflés plus tard par le travail; il est nécessaire qu'ils fatiguent leurs muscles afin d'en assurer le parfait développement et de supprimer, dans la mesure du possible, les causes même de la fatigue ; ils ne constituent pas, en somme, des moteurs achevés, mais des moteurs en voie de formation, et il serait irrationnel de vouloir juger de la valeur d'une machine productrice de travail avant l'achèvement complet de l'œuvre de construction.

17. — Un fait observé ingénieusement et étudié par Haughton répond bien aux conditions dans lesquelles il n'est pas indispensable d'évaluer les dépenses énergétiques, que nous ne savons pas encore mesurer exactement; ce fait fournit dès lors des indications précises sur le mode de fonctionnement économique du moteur humain. Il est relatif au chemin suivi par des femmes anglaises dans les circonstances suivantes.

La principale occupation de ces femmes, dont le village A (fig. 1) est voisin de la mer, consiste en la pêche de coquillages qu'elles vont chercher en un point B du rivage. D'autre part, le terrain qui s'étend entre le village et la mer se compose de deux parties bien distinctes, quant à la facilité de la marche : une partie P ferme et résistante à la pression des pieds, et une autre partie sabloneuse Q, dont le défaut de consistance nécessite une plus grande dépense d'énergie pour la progression à une même allure.

Par suite de cette particularité, le chemin qui correspond à la moindre dépense d'énergie, pour aller du village au lieu de pêche, n'est pas la route AB géométriquement la plus courte, c'est-à-dire la ligne droite qui va du point de départ A au point d'arrivée B, car on aurait ainsi à faire un parcours trop long DB sur la partie mouvante du terrain qui correspond à une marche plus pénible. Aussi n'est-ce pas cette route que suivent les pêcheuses ; mais ce n'est pas davantage un chemin plus oblique AEB qui aboutirait, sur la ligne de séparation MN des parties différentes du terrain, en un point E tel que le trajet EB sur sol sabloneux soit réduit au minimum.

Une telle route serait probablement préférée par un convalescent, parce que la dépense d'énergie correspondant à chaque pas sur un terrain mouvant serait voisine de celle qui détermine rapidement la fatigue dans un organisme débilité ; il est à croire également qu'un rhumatisant, un blessé des jambes, pour lesquels le moindre faux-pas est une cause de douleurs, choisiraient encore cette même route AEB, car ils réduiraient ainsi au minimum les risques de souffrance que leur préoccupation principale est alors d'éviter.

Mais des organismes normaux et vigoureux comme ceux des pêcheuses se décident pour une route différente, parce qu'aucune de celles que nous venons d'indiquer ne correspond, comme on va le voir, à la dépense minima d'énergie. En réalité, en effet, le chemin choisi par les pêcheuses est intermédiaire entre les deux routes précédentes et se compose de deux parties rectilignes AC et CB infléchies l'une par rapport à l'autre au niveau de la ligne de séparation MN des deux parties inégalement consistantes du terrain.

18. — Pour interpréter cette particularité, Haughton a déterminé, avec l'exactitude que l'on peut obtenir en de semblables mesures, d'une part les vitesses de marche, v et v', que l'on réalise sur la partie résistante et sur la partie mouvante du terrain parcouru, d'autre part, les angles i et r que font cha-

cune des deux parties rectilignes CA et CB du chemin adopté avec la normale HK à la ligne de séparation MN des deux terrains résistant et sablonneux, au point C où le chemin s'infléchit.

Or il s'est trouvé que l'on a sensiblement

$$\frac{\sin i}{\sin r} = \frac{v}{v'}.$$

On reconnait immédiatement la loi élémentaire de la réfraction et l'on sait qu'en obéissant à cette loi, le mouvement vibratoire lumineux se propage d'un point A à un autre point B dans un temps minimum. Cette même loi, à laquelle se sont conformées les pêcheuses observées par Haughton, correspond à la dépense minima d'énergie que l'on puisse faire pour aller du point de départ au point d'arrivée. On peut le démontrer de la manière suivante.

Soient l et l' les longueurs des deux parties AC, CB du che-

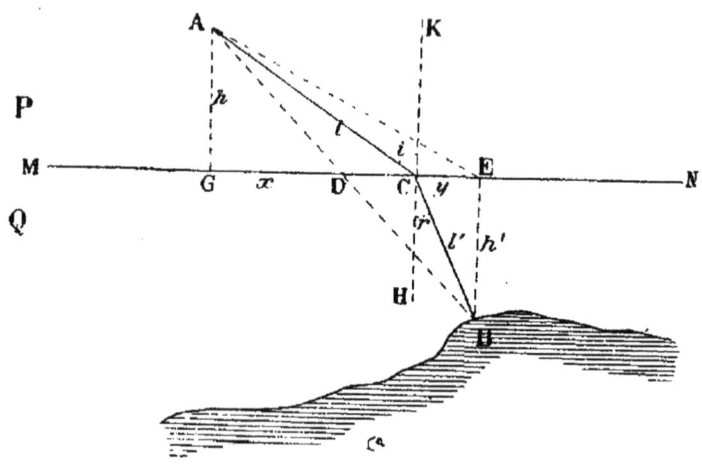

Fig. 1.

min parcouru, ω le travail qui correspond à un déplacement égal à l'unité de longueur suivant AC et ω' le même travail par mètre de longueur suivant BC. Cherchons quelle condition doit être remplie pour que $\omega l + \omega' l'$, c'est-à-dire le travail total nécessaire pour aller de A en B, soit minimum.

Il faudra, pour cela, que l et l' satisfassent à la condition :

$$\omega dl + \omega' dl' = 0. \tag{1}$$

Or, si l'on pose

$$AG = h, \qquad BE = h',$$
$$GC = x, \qquad EC = y,$$

la figure 1 donne immédiatement :

$$x = l \sin i, \qquad h = l \cos i,$$
$$y = l' \sin r, \qquad h' = l' \cos r,$$

Représentons en outre par d la distance GE, de telle sorte que l'on puisse écrire

$$x + y = d.$$

En différentiant les équations précédentes, il vient :

$$(2) \begin{cases} dx = \sin i dl + l \cos i di, \\ dy = \sin r dl' + l' \cos r dr, \end{cases} \qquad (3) \begin{cases} o = \cos i dl - l \sin i di, \\ o = \cos r dl' - l' \sin r dr, \end{cases}$$
$$dx + dy = o.$$

En additionnant membre à membre les équations (2), on obtient :

$$(4) \qquad \sin i dl + l \cos i di + \sin r dl' + l' \cos r dr = o;$$

Si l'on tire alors l et l' des équations 3 et que l'on porte les valeurs ainsi obtenues dans l'équation (4), on a, après simplification,

$$\frac{dl}{\sin i} = -\frac{dl'}{\sin r}$$

ou

$$(5) \qquad \frac{dl}{dl'} = -\frac{\sin i}{\sin r}.$$

Mais l'équation (1), qui exprime que le travail est minimum peut s'écrire :

$$\frac{dl}{dl'} = -\frac{w}{w'}$$

ou, en tenant compte de (5).

$$\frac{w}{w'} = \frac{\sin i}{\sin r}.$$

Telle est la condition à laquelle doivent satisfaire les deux parties du chemin à suivre pour que la dépense totale d'énergie soit minima.

Or, dans les conditions normales de la marche, on doit admettre que *les vitesses de translation* v *et* v', *sont proportionnelles* aux quantités w, w' de travail que nécessite le parcours de l'unité de longueur sur les deux parties du chemin, si bien que la condition pour qu'il y ait dépense minima d'énergie, pendant le trajet de A en B, prend, en définitive, la forme :

$$\frac{v}{v'} = \frac{\sin i}{\sin r}$$

condition réalisée, d'après les mesures de Haughton.

19. — Sans doute les mesures de v, v', i, r, donnent seulement une vérification approximative de l'équation précédente de condition. Mais il importe de remarquer que les procédés que l'on peut mettre en œuvre pour effectuer la mesure de grandeurs telles que v et v', ne sont pas susceptibles d'une grande exactitude.

D'autre part, l'instrument dans le fonctionnement duquel Haughton a trouvé réalisée cette équation de condition, l'organisme humain, ne paraît pas présenter, en l'espèce, une très grande sensibilité absolue ; en d'autres termes, dans cette recherche des conditions à réaliser pour réduire au minimum la dépense d'énergie, alors surtout que le travail total à effectuer, marche entre deux points qui ne sont pas très éloignés, n'entraîne pas une fatigue appréciable, il est possible que le moteur animé ne se montre pas sensible à une dépense en plus ou en moins d'un petit nombre de kilogrammètres. Si donc le chemin suivi n'était pas rigoureusement celui qui correspond à la condition ci-dessus, on ne pourrait conclure de là que les femmes observées par Haughton n'ont pas cherché à réaliser la condition qui correspond à la dépense minima d'énergie. Cela prouverait uniquement que ces moteurs ont fait fi d'une réalisation plus rigoureuse de la condition de dépense minima, parce que la dépense plus grande ainsi faite n'est pas pour entraver leur fonctionnement, ou même pour engendrer un accroissement appréciable de fatigue.

20. — Il nous semble d'ailleurs que, sans attendre la rencontre heureuse, mais certainement rare, d'exemples analogues à celui que nous venons de citer d'après Haughton, on peut en

quelque sorte provoquer des faits analogues. Des conditions de terrain, semblables à celles dont les pêcheuses de Haughton ont eu à tenir compte, se rencontrent en effet fréquemment sur les bords de la mer et sont de même assez bien remplies encore par une pièce de terre dont une partie seulement a été labourée. Il suffirait alors de marquer deux points A et B, situés chacun sur une partie différente du terrain, et d'inviter un certain nombre de personnes à se transporter un certain nombre de fois du premier de ces points au second, puis à indiquer la route qu'elles choisiraient de préférence pour se transporter de A en B avec la moindre dépense d'énergie.

Nous sommes convaincus, et l'expérience nous a fourni un certain nombre de confirmations de cette manière de voir, que la plupart des sujets soumis à cette épreuve, ne suivraient sans doute pas tous la route ACB (fig. 1) correspondante à la dépense minima d'énergie, mais choisiraient du moins un chemin compris entre la ligne droite AB et le chemin AEB.

On peut même dire que, sans se soumettre réellement à l'expérience, et à la simple vue de la figure, le souvenir inconscient d'actes mécaniques antérieurs nous fait concevoir que le chemin le plus économique, au point de vue dynamique, est certainement compris entre AEB et ADB.

Le degré d'approximation avec lequel nous nous rapprocherions du chemin ACB dépendrait d'ailleurs, d'après ce que nous avons dit plus haut, de l'état de nos forces, de la quantité de travail nécessaire pour déterminer en nous la fatigue, c'est-à-dire en somme du degré de sensibilité propre de notre organisme en ce qui concerne l'appréciation d'une quantité déterminée de travail, et l'on conçoit qu'il y ait, en l'espèce, des différences individuelles assez notables pour expliquer les différences que pourront présenter les chemins suivis par divers sujets dans de telles expériences provoquées.

21. — Des expériences analogues, quoique faites dans des conditions un peu différentes, pourraient encore être tentées. On pourrait, par exemple, se proposer de déterminer le chemin que l'expérience nous amènerait à prendre pour aller du point A au point B (fig. 2) sur un terrain partout également consistant, avec la condition de toucher en un point quelconque une droite MN tracée sur ce terrain. On reconnait là un problème simple et classique ; ici, la marche nécessitant une dépense énergétique constante pour une même longueur, la

dépense totale minima d'énergie correspondra au chemin géométriquement le plus court. Or, ce chemin est donné par les deux lignes AC et CB, telles que BC prolongé passe par le point A′ symétrique de A par rapport à MN, c'est-à-dire telles que les angles ACM, BCN soient égaux entre eux. C'est donc la loi élémentaire de la réflexion qui donne la solution dans ce cas simple, comme la loi élémentaire de la réfraction donnait la solution du cas plus complexe considéré plus haut.

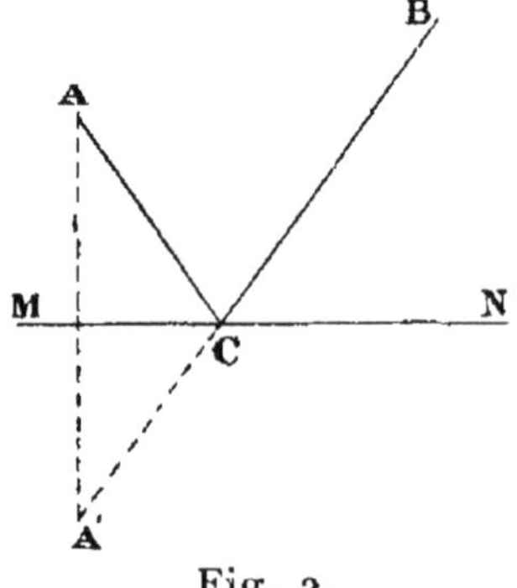

Fig. 2.

Dans l'un comme dans l'autre cas, le chemin le plus économique au point de vue de la dépense d'énergie est également le plus économique au point de vue du temps.

22. — On peut citer d'autres exemples, très différents du précédent en principe, pour montrer la préoccupation constante que nous avons de réduire au minimum notre consommation d'énergie. On sait, par exemple, que, dans l'extrême mobilité de notre globe oculaire et dans l'infinité de mouvements de rotation que nous pouvons lui imprimer, Listing a découvert, avec une grande sagacité, une loi générale qui préside à tous ces mouvements et que l'on peut énoncer de la manière suivante :

Pour passer d'une position, dite primaire et d'ailleurs déterminée, à une position quelconque, le globe oculaire subit, sous l'action des divers muscles moteurs qui ont eu à intervenir, une torsion identique à celle qu'il éprouverait s'il était amené de la première position à la seconde en tournant autour d'un axe perpendiculaire au plan déterminé par les positions initiale et finale de la ligne de regard.

Or Fick et Wundt ont montré que, en nous conformant à cette loi, nous effectuons le minimum de travail compatible avec les mouvements du globe oculaire. Helmholtz, il est vrai, et d'autres physiologistes, ne croient pas que ce soit directement et exclusivement pour cette raison que nous nous conformons à la loi de Listing ; mais les considérations de Fick et de Wundt n'ont pas été contredites et si les mouvements oculaires que nous effectuons réalisent d'autres avantages encore, il n'en paraît pas moins établi que les mouvements accomplis conformément à la loi de Listing correspondent à une dépense minima d'énergie mécanique.

23. — C'est avec la conviction que nous cherchons, dans tous nos actes mécaniques, à réduire au minimum possible la dépense d'énergie, que Haughton a effectué les recherches dont l'ensemble constitue son ouvrage si original et si intéressant : *Principles of animal mechanics*. Le savant anglais a, il est vrai, considéré la question à un point de vue plus mathématique que physiologique ; bon nombre de ses résultats sont ainsi passibles d'objections de principe, et nous aurons plus loin à faire des réserves sur les considérations, trop exclusivement mécaniques, en vertu desquelles il a été amené à conclure, par exemple, que la forme même de certains muscles entraînait forcément, par elle-même, une dépense inutile d'énergie. C'est que la question est bien autrement complexe que Haughton ne le suppose et qu'il ne pouvait même le savoir, car c'est seulement depuis les récents et mémorables travaux de Chauveau sur l'énergétique musculaire que nous connaissons toutes les causes de dépense d'énergie spéciales au moteur animé, sans que nous puissions cependant encore arriver à toutes les évaluations nécessaires pour la solution complète de la question. Il n'en est pas moins intéressant de constater que, en interprétant nos actes mécaniques dans les conditions simples où Haughton a supposé qu'ils se produisent, c'est-à-dire avec les seules données de la mécanique des corps inertes, ce qui d'ailleurs est suffisant dans certains cas, nous avons la préoccupation constante de réduire au minimum notre dépense d'énergie.

Voici, comme exemple, l'une des propositions établies par Haughton.

Lorsque les fibres d'un muscle quadrilatère réunissent deux os, l'un fixe, l'autre mobile, non parallèles, mais situés dans le même plan, et que l'os mobile peut tourner autour d'un axe perpendiculaire au plan de ces os, l'effet produit par le muscle est maximum quand l'axe de rotation rencontre la perpendiculaire élevée, par le point de concours des fibres prolongées, sur la bissectrice de l'angle formé par les fibres extrêmes.

Or, d'après Haughton, dans le jeu de raquette, dans l'exercice du cheval et plus généralement dans toutes les circonstances où nous avons à donner, avec le bras, une coup rapide en arrière, nous nous plaçons instinctivement dans une position telle que le grand dorsal satisfasse à la condition précédente.

24. — Aux exemples précédents on peut en joindre d'autres, d'observation journalière en quelque sorte, et tirés de tous les exercices de gymnastique, de tous les genres de sports en usage.

On sait combien est pénible, pour un débutant, un exercice qui cependant n'exige pas une dépense considérable de force et que ce même sujet effectuera sans fatigue aucune lorsque l'apprentissage en aura été fait, lorsque l'exercice aura été appris par les muscles qui doivent l'exécuter.

C'est que, lorsque nous exécutons pour la première fois un exercice qui exige une dépense appréciable d'énergie, même dans le cas où l'acte mécanique à effectuer est simple, comme celui qui consiste à étirer une lanière de caoutchouc dont les extrémités sont munies de poignées que l'on prend dans les mains, nous ne savons pas, *a priori*, quels sont les muscles dont la contraction est seule utile pour la réalisation de cet acte. Aussi, pendant la période dite d'apprentissage, faisons-nous intervenir non seulement des muscles dont l'action est inutile, mais d'autres encore dont l'intervention est nuisible pour la réalisation de l'acte à effectuer, ce qui nous oblige d'ailleurs à contracter plus énergiquement les muscles qui seuls devraient être en activité. Il y a donc alors une véritable dépense inutile d'énergie, un gaspillage de force qui détermine rapidement la fatigue si l'acte à effectuer exige en réalité un travail appréciable.

Mais, par la répétition de cet acte, nous arrivons bientôt à la détermination inconsciente des muscles dont l'intervention est seule nécessaire ; à partir de ce moment, nous maintenons à l'état de relâchement tous ceux dont l'action est inutile ou nuisible et arrivons ainsi à réduire au minimum la dépense d'énergie que nécessite l'acte à effectuer.

La fatigue ne se fait dès lors sentir que plus lentement et l'on peut, avant qu'elle n'apparaisse, répéter un nombre plus considérable de fois l'acte mécanique dont l'apprentissage est terminé.

On pourrait tout d'abord être tenté de rapporter un tel résultat à un accroissement réel de force musculaire engendré par l'exercice même, conformément à ce principe physiologique, la fonction fait l'organe. Mais outre que les modifications internes, d'où cet accroissement de force résulterait, ne sauraient se produire dans un intervalle de temps aussi court, ces mêmes muscles ne possèdent guère que leur force normale de contraction, si on les emploie, après qu'ils paraissent être devenus plus puissants, à la réalisation d'un acte connu et différent de celui dont on vient de faire l'apprentissage.

D'autre part, un muscle qui acquiert réellement plus de force par l'exercice augmente de volume et devient plus saillant, or rien de pareil ne s'observe après la courte période de temps que l'apprentissage a exigé.

25. — Il est possible d'ailleurs de citer des exemples dans lesquels les muscles, que nous faisons maladroitement et bien inutilement intervenir au début, sont tellement distincts des muscles réellement utiles qu'aucun doute ne peut subsister quant à l'exactitude de l'explication que nous venons de donner.

Lorsque, par exemple, on fait l'apprentissage de la bicyclette, on se cramponne si vivement au guidon de la machine que les muscles des membres supérieurs sont atteints par la fatigue avant ceux des membres inférieurs qui seuls font du travail utile; et cette fausse manœuvre peut, nous semble-t-il, être justifiée par plusieurs raisons, mauvaises il est vrai quant au résultat que nous voulons atteindre, mais qui n'en sont pas moins basées sur des notions exactes en elles-mêmes.

Nous croyons tout d'abord, par ce moyen, assurer notre équilibre et maintenir fixe l'orientation de la roue directrice dont l'extrême mobilité, si utile et même si indispensable, nous parait exagérée aux dépens de notre stabilité; or nous appliquons ainsi une notion, que des expériences antérieures d'autre nature nous ont appris être exactes, à un cas où cette notion n'est pas applicable parce que nous faisons nous-même partie de la machine.

D'autre part, l'apprentissage de l'équilibre fait, mais alors que nous ne sommes pas experts encore quant à la progression, l'intervention des muscles des membres supérieurs nous paraît devoir être rapportée à une autre cause. Nous avons appris, en effet, par des expériences antérieures, que, d'une manière générale, si nous voulons exercer un effort maximum avec nos membres inférieurs, nous avons avantage à prendre, avec les bras, des points d'appui extérieurs fixes. Par suite, nous croyons utile de réaliser cet acte mécanique accessoire, n'ayant pas *encore* la *perception* inconsciente de la différence capitale qui existe entre les circonstances actuelles et celles qui nous ont fourni la notion que nous venons de rappeler. Cet acte, en effet, ne peut *concourir* au but que nous voulons atteindre que si les points d'appui sont extérieurs et fixes, tandis qu'ils font ici partie du corps même à mettre en mouvement.

Mais nous acquérons bientôt par l'expérience la conviction inconsciente de l'inutilité d'une dépense d'énergie que nous arrivons dès lors, sinon à *supprimer*, du *moins* à *réduire* à une valeur telle qu'il n'en résulte aucune sensation appréciable de fatigue dans les bras.

26. — Il importe de remarquer que cette éducation expérimentale est inconsciente, que rien ne servirait d'être anatomiste savant et mécanicien subtil, ni d'avoir déterminé minutieusement à l'avance, si la chose était possible, la situation des seuls muscles à faire intervenir, de même que la part exacte d'action qui revient à chacun d'eux.

Pas plus que les pêcheuses d'Haughton, et quelles que soient nos connaissances théoriques sur l'acte mécanique à effectuer, nous n'utilisons sciemment de loi scientifique. Que les lois mécaniques de l'acte à accomplir aient été établies, ou qu'elles nous soient au contraire complètement inconnues, c'est toujours par la fatigue que nous nous déterminons. Aussi sera-t-il rationnel de rechercher, comme nous le ferons plus loin, la trace de la préoccupation que nous devons avoir, pour diminuer notre dépense énergétique, de réduire au minimum, compatible avec l'acte à effectuer, le travail musculaire interne dont l'existence nous a été révélée, dans ces dernières années seulement, grâce à l'œuvre édifiée par Chauveau sur l'énergétique animale.

27. — Aux exemples cités plus haut, on peut en joindre un autre, dont la considération est plus rigoureusement démonstrative, parce qu'il s'agit d'un acte mécanique, en vérité fort complexe, marche ou course, mais dont l'étude a été faite par Marey, ce qui veut dire que les résultats que nous allons rappeler sont sûrement établis, à l'aide des méthodes d'observation les plus ingénieuses.

Le travail total que nécessite la marche ou la course se compose de diverses parties.

C'est d'abord le travail relatif à la translation même du corps, travail essentiellement utile, puisque c'est ce mouvement de translation qu'il s'agit de réaliser. La valeur de cette première partie de la dépense énergétique dépend de l'allure, marche ou course, et de la cadence, c'est-à-dire du nombre de pas à la minute. Au moyen de la chronophotographie de précision, Marey a pu déterminer les changements de la vitesse de translation pendant la durée de chaque pas, en déduire les variations de la force vive du sujet pendant chacune de ces périodes, et par suite évaluer la quantité de travail correspondant, qui a été trouvée égale à 2.4 kilogrammètres, pour un homme de 75 kilogrammes, à chaque demi-pas de la marche lente.

L'oscillation de l'un des membres inférieurs, pendant que l'autre s'étend et effectue le travail dont nous venons d'indiquer la valeur en kilogrammètres dans un cas particulier, est due, non pas à l'action de la pesanteur, comme l'admettaient sans preuve les frères Weber, mais à une intervention musculaire active et correspond en conséquence à une certaine dépense d'énergie. Ce travail, il est vrai, n'est pas directement utilisé pour la progression, mais est néceesité par l'agencement même des diverses parties du corps. On pourrait, sans doute, imaginer, pour le moteur animé, un agencement tel que chaque effort musculaire serait directement utilisé pour le déplacement à réaliser, combiner par exemple, un déplacement par roulement qui correspondrait à un rendement plus économique. Mais un tel type de moteur présenterait, pour les besoins généraux de l'existence, des défectuosités bien autrement regrettables que celle qui résulte de la dépense d'énergie correspondante à l'oscillation du membre inférieur libre, dépense qui n'est d'ailleurs pas bien considérable, puisqu'elle atteint seulement 0,3 kgm. par demi-pas, pour le sujet, l'allure et la cadence auxquels se rapportent les déterminations numériques de Marey. S'il est donc juste de retenir qu'il y a là une particularité en vertu de laquelle une dépense d'une certaine quantité d'énergie n'est pas directement utilisée pour la progression, il est non moins juste de remarquer qu'il n'est pas au pouvoir de notre volonté d'intervenir dans cette dépense et que celle-ci ne saurait être considérée dans la recherche, à laquelle nous nous livrons, des dépenses énergétiques inutiles sur lesquelles nous pouvons volontairement agir par une utilisation plus habile, c'est-à-dire plus économique de nos forces.

Mais ces dépenses d'énergie, l'une directement utile à l'acte mécanique à réaliser, l'autre *nécessitée* par la forme même du moteur que nous constituons, ne sont pas les seules auxquelles nous ayons à satisfaire pendant la marche. Les épreuves chronophotographiques montrent, en effet, que le centre de gravité du sujet en expérience s'élève périodiquement à une certaine hauteur pour s'abaisser ensuite à son niveau primitif et que la trajectoire de ce point est une sinusoïde. Il résulte dès lors de cette forme même de la trajectoire que l'abaissement du centre de gravité qui succède à une ascension n'a pas lieu en chute libre et que la vitesse est *nulle* à la fin de la descente, ce qui exige une dépense d'énergie musculaire égale à celle que nécessite l'ascension. Marey a trouvé que la dépense totale d'énergie correspondant à un demi-pas, c'est-à-dire à un double mouvement d'élévation et d'abaissement, était, pour un sujet du poids de 75 kg., de 6,2 kgm. lors de la marche lente. A l'allure et à la cadence considérées, cette quantité de travail est donc la plus grande des trois parties dont se compose le travail total de la marche.

Or ces mouvements verticaux du centre de gravité sont absolument inutiles à la progression; l'énergie qui leur correspond est par suite dépensée en pure perte. Et l'expression est ici bien exacte au sens relativement restreint que nous attachons aux termes de dépense inutile d'énergie, car si les mouvements verticaux sont peut-être, dans une certaine mesure, sous la dépendance de la forme de notre organisme, il est du moins en notre pouvoir de régler l'étendue de ces mouvements, d'en diminuer l'amplitude et par suite de réduire la quantité d'énergie qui leur correspond, lorsque nous avons intérêt à le faire.

En effet, en calculant, d'après les épreuves chronophotographiques, le travail correspondant aux déplacements verticaux du centre de gravité pour les diverses cadences de la marche et de la course, Marey a pu construire la courbe de la figure 3 dont les ordonnées représentent le travail *précédent* et les abscisses le nombre de pas à la minute. On voit immédiatement sur cette figure que lorsque la cadence s'accélère, c'est-à-dire lorsque nous voulons réaliser une assez grande vitesse de translation, et que nous commençons à avoir intérêt à obtenir une meilleure utilisation de l'énergie dépensée, nous diminuons, dans le travail total, la partie relative aux déplacements verticaux du centre de gravité. Ce résultat est d'ailleurs obtenu, ainsi que le montrent les épreuves chronophotographiques, par une diminution de la hauteur de ce déplacement, par une tension plus grande de la trajectoire du centre de gravité, qui se rapproche de plus en plus d'une ligne droite.

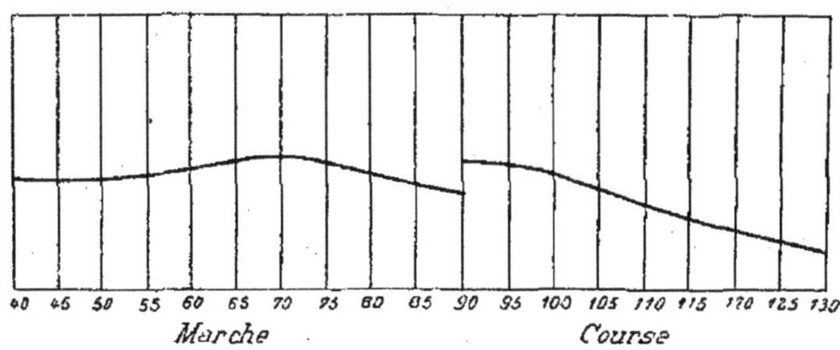

Fig. 3.

La réduction de dépense que nous réalisons ainsi est surtout marquée et rapidement croissante dans les cadences rapides de la course, qui correspondent au maximum d'effort que nous puissions développer, c'est-à-dire dans les cas où nous avons le plus grand intérêt à réduire le plus possible toute dépense inutile d'énergie. Si d'ailleurs nous ne sommes pas plus économes, aux cadences lentes et moyennes de la marche, cela tient, en grande partie au moins, à ce que nous nous sentons capables de satisfaire, sans crainte de fatigue, à la consommation énergétique que nécessite l'acte mécanique à réaliser.

28. — Les enfants d'une part, les convalescents de l'autre, nous offrent les deux types extrêmes de fonctionnement. Ceux-ci, en effet, veillent à réaliser la plus stricte économie de force ; on peut dire, au contraire, que les premiers se livrent à un véritable gaspillage d'énergie, si, laissant de côté les conséquences éloignées de l'exercice physique, l'on s'en tient exclusivement au rapport entre le travail nécessité par le mouvement de translation et la consommation énergétique totale. Mais nous avons fait remarquer déjà que cette prodigalité dans la dépense, de la part des enfants, répond à une nécessité physiologique, et que ce n'est pas chez des organismes en voie de développement qu'il faut chercher le degré d'économie générale qu'adopte volontairement le moteur animé dans son fonctionnement mécanique.

Les convalescents, au contraire, sont, en l'espèce, d'excellents sujets d'observation, car leurs muscles, épuisés par la maladie, ont de la peine à satisfaire à la dépense que nécessite la marche, même lente. Aussi s'ingénient-ils à diminuer la consommation de travail qui correspond aux déplacements verticaux du centre de gravité ; et s'il existait un procédé simple et pratique pour obtenir la valeur de ces déplacements, de telles mesures fourniraient probablement à la clinique des indications objectives assez rigoureuses pour apprécier le retour progressif des forces à leur valeur normale.

29. — C'est d'ailleurs par une inclinaison générale du corps en avant, que nous arrivons à diminuer l'amplitude des mouvements verticaux du centre de gravité, et le mécanisme de cette action, d'ailleurs très simple comme on va le voir, montre que nous bénéficions, en outre, dans cette attitude penchée en avant, d'une *augmentation* de la *composante utile* de la *force motrice*.

Cette force, en effet, est due à la réaction du sol pendant l'extension du membre inférieur actif, et sa direction est celle de ce membre. La force motrice est donc oblique par rapport à l'horizontale, direction suivant laquelle il s'agit, en réalité, de faire progresser le centre de gravité où l'on peut supposer condensée toute la masse du corps. Par suite, la composante horizontale de cette force est seule utile à la progression en avant, tandis que la composante verticale engendre les déplacements verticaux dont il a été question ci-dessus. De là, résulte une imparfaite utilisation de nos efforts ; mais si la cause même de ce fait doit être rapportée, comme on le voit, à la forme du moteur, il est du moins en notre pouvoir de remédier dans une certaine mesure à cette fâcheuse condition mécanique, ce que nous ne manquons pas de faire dès que l'utilité s'en fait sentir.

Grâce à une inclinaison du corps en avant, la direction du membre inférieur et par suite celle de la force motrice se rapproche de l'horizontale, et la composante utile de cette force augmente, tandis que la composante verticale diminue d'intensité. Nous réduisons ainsi la dépense inutile d'énergie correspondant aux déplacements verticaux du centre de gravité, et obtenons par suite un meilleur rendement de nos efforts.

Aussi prenons-nous cette attitude penchée dans la marche rapide, ou lorsque, à une cadence moins accélérée, une dépense antérieure d'énergie a déterminé en nous la fatigue, ou encore quand nous sommes surchargés d'un assez lourd fardeau, c'est-à-dire, en somme, dans les diverses circonstances pour lesquelles il devient nécessaire de déployer le maximum d'effort.

30. — De cette étude de quelques-uns des actes mécaniques généraux qu'effectue le moteur animé, résultent les indications suivantes :

Nous nous montrons assez malhabiles, dans l'utilisation économique de nos forces, lorsqu'il s'agit d'un acte mécanique nouveau; mais nous parvenons à réduire tout au moins les dépenses inutiles d'énergie, qu'il est en notre pouvoir de régler, lorsque, par un apprentissage suffisant, nous avons acquis la connaissance mécanique de l'acte à effectuer.

Toutefois, nous sommes quelque peu prodigues et dépensons sans trop compter lorsque la dépense est minime, et ne devenons sagement économes que si la quantité de travail à fournir s'accroît assez pour menacer notre équilibre budgétaire d'énergie.

LES MUSCLES ANTAGONISTES

Opinions de Winslow, de Duchenne (de Boulogne), de Pettigrew. Travaux de Beaunis, de Demeny, de P. Richer. Indications fournies par la considération des muscles droits interne et externe du globe oculaire. Recherches de Sherrington et de Topolanski. Faits cliniques correspondants. Loi générale du fonctionnement des muscles antagonistes.

31. — Jusqu'ici nous n'avons considéré que des actes mécaniques généraux, d'ailleurs fort complexes, sans même nous demander quel en était le mécanisme musculaire, et c'est par l'appréciation d'un résultat en quelque sorte synthétique de ces actes que nous avons conclu au mode de fonctionnement économique du moteur humain. Ce résultat était constitué par la route suivie dans le cas des pêcheuses de Haughton, par la répétition, un nombre de fois rapidement croissant, d'un acte mécanique qui ne nous était pas familier, par la trajectoire du centre de gravité du corps, en ce qui concerne le sujet observé par Marey.

Mais on peut espérer obtenir des renseignements intéressants, et arriver à des conclusions plus directement probantes, par l'étude de phénomènes mécaniques plus simples, et par la considération de la situation et de l'action des muscles qui interviennent alors. A ce titre, l'étude des circonstances dans lesquelles se contractent simultanément les muscles appelés, d'une manière d'ailleurs trop générale, *antagonistes*, est particulièrement instructive.

32. — Galien, dans la simplicité des conceptions physiologiques de son époque, affirme très nettement, comme le rappelle Duchenne (de Boulogne), que les muscles antagonistes, c'est-à-dire à action isolée inverse, interviennent séparément et alternativement pour la production des mouvements contraires

que leur contraction détermine. Cette opinion, exacte d'ailleurs dans certaines circonstances mécaniques, comme on le verra bientôt, fut acceptée sans plus ample examen jusqu'à Winslow, qui, dans son *Traité des muscles*, publié à Paris en 1733, émet dans les termes suivants une opinion inverse : « Pour mouvoir quelque partie, ou pour la tenir dans une situation déterminée, tous les muscles qui la peuvent mouvoir y coopèrent. »

33. — C'est cette manière de voir qu'adopte Duchenne (de Boulogne), opinion à laquelle il donne l'appui de sa grande autorité et qu'il essaie le premier de justifier par des considérations expérimentales ou plus exactement cliniques, d'ailleurs insuffisantes.

C'est que, en effet, les cas d'atrophies musculaires, par la considération desquels Duchenne (de Boulogne) pense avoir justifié son opinion, ne sont pas ici recevables. En particulier, l'auteur de la *Physiologie des mouvements*, conclut, dans certains cas, au mode d'intervention des muscles antagonistes d'après les effets engendrés par l'existence ou l'absence de la tonicité musculaire. « Il existe une grande analogie entre les synergies musculaires mises en action, pendant la station verticale, et celles qui produisent les mouvements volontaires des membres... De l'harmonie des muscles antagonistes, ou plutôt du degré de force des muscles modérateurs de l'extension ou de la flexion du rachis dépendent nécessairement les différents degrés de courbures lombo-sacrées ou l'attitude de la tête. » Mais il n'y a là qu'une assimilation affirmée et non justifiée.

De ce que la position normale de repos de certaines parties du corps est déterminée par la tonicité de muscles symétriques et à actions inverses, il ne s'en suit pas, en effet, que l'état d'activité des uns soit constamment accompagné de la contraction des autres.

Toutefois, dans les pages que Duchenne (de Boulogne) consacre au mode d'intervention des muscles antagonistes, certains côtés de la question sont fort justement envisagés.

Duchenne distingue, en effet, fort justement deux espèces d' « associations musculaires antagonistes ». Les unes n'interviennent que pour les mouvements qui se produisent au niveau des articulations mobiles en tous sens (les énarthroses et les arthrodies), où elles ont pour effet mécanique d'assurer une direction déterminée de mouvement et d'empêcher toute déviation latérale. Au point de vue du fonctionnement économique de l'ensemble du moteur, toute l'énergie musculaire dépensée est d'ailleurs utile, puisqu'elle est rendue nécessaire par la forme même de l'articulation, c'est-à-dire par l'agencement des pièces constituantes du moteur.

Les autres associations musculaires antagonistes, celles que Duchenne qualifie de « modératrices » seraient générales et auraient pour effet d'assurer la *précision* des mouvements. « Tous les mouvements des membres et du tronc résultent d'une double excitation nerveuse, en vertu de laquelle les deux ordres de muscles qui, par leur association, possèdent une action contraire (les associations musculaires impulsives et les associations musculaires modératrices), sont simultanément mis en contraction, les uns pour produire ces mouvements, les autres pour les modérer. Sans cette espèce de solidarité, d'*entente* (qu'on me passe cette expression) des muscles antagonistes, les mouvements perdent évidemment de leur précision et de leur sûreté ». Sans doute, les termes de *précision des mouvements, d'actions modératrices* employés par Duchenne n'ont pas de signification mécanique rigoureuse ; mais la manière de concevoir le mode d'intervention des muscles antagonistes résulte nettement des premières lignes que nous avons citées : tous les mouvements des membres et du tronc résultent d'une double excitation nerveuse. Or, on verra plus loin que cette affirmation est trop générale et n'est exacte que dans certaines circonstances où l'intervention simultanée des muscles antagonistes, mécaniquement utile et justifiée, n'entraîne aucune dépense d'énergie que l'on puisse qualifier d'inutile. A s'en tenir d'ailleurs aux termes même de Duchenne, il est difficile de concevoir que nous puissions réaliser une précision plus grande de mouvements par l'intervention simultanée de deux ou plusieurs muscles à actions diverses, et par la coordination rigoureuse de ces actions multiples, plutôt que par l'action d'un muscle unique.

34. — Il faut encore citer l'opinion de Pettigrew sur le mode de fonctionnement des muscles antagonistes ; nous donnerons ainsi une idée plus complète de l'intérêt que l'on a reconnu à cette question et l'on aura, en outre, un curieux exemple de l'étrangeté de conception à laquelle on peut aboutir, pour une question relativement simple, lorsqu'on s'affranchit des données de la physique générale et que l'on ne prend pas pour base, dans la recherche de la solution d'un problème

de physiologie, les notions que peut fournir l'expérimentation physiologique.

« Il y a de bonnes raisons pour croire, dit Pettigrew [1] qu'il n'y a rien de semblable à un antagonisme dans les mouvements musculaires, les divers muscles connus comme fléchisseurs et extenseurs, abducteurs et adducteurs, pronateurs et supinateurs, étant simplement corrélatifs ».

Dire que les muscles d'un même groupe sont corrélatifs, n'est pas, nous semble-t-il, indiquer d'une manière claire et bien compréhensible le mode suivant lequel ils fonctionnent ; mais la conception se précise dans les expressions suivantes :

Les muscles, appelés généralement antagonistes, forment « un cycle musculaire » ; « les muscles sont doués d'une action centripète et d'une action centrifuge..... les muscles possèdent un pouvoir de traction et de pulsion ».

Ce n'est pas, en vérité, sans quelque hésitation que nous traduirons en langage plus clair et plus précis la conception que Pettigrew a énoncée dans les termes que nous venons de rappeler. Mais il ne nous semble pas que ces termes puissent avoir une autre signification que celle-ci : des deux muscles antagonistes, le biceps et le triceps brachiaux par exemple, l'un, le biceps tire, en se contractant, l'avant-bras par devant, tandis que le triceps, le pousse en même temps par derrière.

C'est incontestablement là une idée neuve, aussi neuve même qu'étrange et peu justifiée, car on ne peut regarder comme une justification une figure, imaginée par l'auteur et sur laquelle « les grands axes des éléments fibreux ou les dernières particules du biceps sont dirigés plus ou moins horizontalement » tandis que « les grands axes des éléments fibreux du triceps sont dans une direction à peu près verticale ». Il n'y a là, en somme qu'une théorie fantaisiste d'où l'on ne peut tirer aucun élément pour la solution de la question du mode de fonctionnement des muscles antagonistes.

35. — Il y a lieu de signaler encore ici, d'une part, l'opinion de Brucke [2] qui pense que les antagonistes n'entrent en relation simultanée que dans les mouvements lents, ce qui est vrai, mais qui n'indique pas la cause mécanique en vertu de laquelle leur action simultanée est limitée à ces cas, et, d'autre part,

---

(1) Pettegrew. *La Locomotion chez les animaux.* Paris, 1874.

(2) Brucke. *Acad. des Sc. de Vienne,* 1877.

le travail dans lequel Rieger [1] pense, comme Duchenne (de Boulogne), et pour des raisons analogues à celles qu'avait invoquées ce dernier, que les muscles antagonistes sont toujours simultanément actifs.

On va voir que, grâce aux expériences de Beaunis et de Demeny, il sera facile de démêler la vérité au milieu de ces opinions diverses.

36. — Il est tout d'abord important de remarquer que les muscles, pour lesquels le qualificatif d'*antagonistes* est entièrement justifié, sont assez peu nombreux, qu'il n'est permis d'appliquer ce qualificatif à d'autres muscles qu'avec des restrictions rigoureuses, et que l'on peut dès lors, si l'on n'y prend garde, regarder comme antagonistes des contractions musculaires qui sont, en réalité, mécaniquement concordantes.

Les muscles droits interne et externe du globe oculaire sont réellement et toujours antagonistes l'un de l'autre en raison de l'action unique qu'ils sont capables de produire, grâce à la simplicité des conditions mécaniques dans lesquelles cette action se manifeste.

Mais il n'en est pas de même du triceps sural et du jambier antérieur par exemple.

Tout d'abord, en effet, le jambier antérieur, de par la position de son point d'insertion inférieure, la direction de son tendon et les ligaments qui le sanglent, détermine dans certaines conditions, ou tend seulement à déterminer, en se contractant, des mouvements d'adduction et de rotation du pied en dedans, mouvements auxquels la contraction du triceps ne peut opposer aucune composante antagoniste. Mais, même en ce qui concerne les mouvements de flexion et d'extension du pied, il serait exagéré de dire que ces deux muscles sont antagonistes l'un de l'autre, dans toutes les circonstances où se produisent de semblables mouvements d'extension et de flexion du pied sur la jambe ou de la jambe sur le pied.

Dans le décubitus dorsal, et plus généralement dans toutes les positions pour lesquelles les mouvements de flexion et d'extension du pied n'ont pas pour effet de déplacer le corps par rapport à un obstacle, c'est-à-dire lorsque ces mouvements portent sur le pied dont la face plantaire est libre, le jambier antérieur et le triceps sural sont bien réellement anta-

(1) Rieger. *Arch. für Psychiatrie*, t. XIII.

gonistes. Mais il faut remarquer que les mouvements de flexion et d'extension du pied sur la jambe, qui se produisent dans ces conditions, n'ont en réalité pour nous qu'une importance tout à fait secondaire. Sans doute, l'exploration de ces mouvements, dans ces conditions, est quelquefois d'une réelle utilité en clinique, en vue de déceler une atrophie musculaire et d'en préciser le siège ; toutefois, c'est là une raison à peine suffisante pour qualifier d'antagonistes des muscles dont les actions, dans les actes les plus importants auxquels ils collaborent, sont, non pas contraires et inverses, mais bien directement concordantes.

Un mouvement d'extension et de flexion qu'il nous est, en effet, plus utile de réaliser au niveau de l'articulation tibio-tarsienne, est celui qui se produit pendant le soulèvement du corps sur la pointe du pied et probablement aussi pendant une certaine période de la marche. Or en étudiant le mécanisme de ce soulèvement, on démontre que la contraction du jambier antérieur, dont on peut d'ailleurs facilement constater l'existence par le toucher seul, loin de produire une action antagoniste de celle du triceps, vient directement en aide à ce muscle pour la réalisation de l'acte mécanique à effectuer [1].

37. — Ces remarques présentent comme un caractère préalable d'évidence lorsque les muscles à comparer franchissent plusieurs articulations et agissent ainsi dans des conditions telles qu'ils sont capables de produire des actions multiples. L'antagonisme général de deux muscles exige alors que les divers éléments mécaniques, dont dépendent les actions dues à leur contraction, direction moyenne du muscle et positions des points d'insertion, soient exactement inverses par rapport aux axes de rotation, et ces conditions ne se trouvent peut-être jamais réalisées toutes ensemble.

Le biceps et le triceps brachial, par exemple, sont bien antagonistes quant aux mouvements de flexion et d'extension de l'avant-bras, mais ils ne le sont plus dans leurs autres actions. Le biceps, en effet, détermine, en se contractant, un mouvement de supination de l'avant-bras et un mouvement d'élévation du bras tandis que le triceps rapproche le membre supérieur du tronc.

38. — Ces deux mêmes muscles, dont nous venons de rap-

---

(1) A. Imbert. *Mécanisme*, etc., *Journal de Physio. et Path. génér.*, 1900.

peler l'antagonisme dans l'une, mais dans l'une seulement de leurs actions, peuvent, comme l'a justement fait remarquer Demeny, sans cesser d'être antagonistes, ainsi que cela arrive pour le jambier antérieur et le triceps sural, concourir cependant simultanément à la réalisation d'un même effet. Les ligaments péri-articulaires, en effet, paraissent être, en général, insuffisants pour empêcher la luxation et plus généralement la séparation, la disjonction de deux surfaces articulaires en contact, et la contraction des muscles qui franchissent l'articulation sur laquelle des efforts de traction sont exercés est indispensable. Aussi le biceps et le triceps se contractent-ils simultanément lorsqu'une lourde charge est suspendue à la main, l'avant-bras étant en extension complète sur le bras dirigé verticalement. Mais il serait irrationnel de citer ce fait comme un exemple de l'intervention simultanée de deux muscles antagonistes, puisque ces deux muscles, sans cesser de produire des actions inverses quant aux mouvements de flexion et d'extension, interviennent ici pour assurer un même effet, le contact des surfaces de l'articulation du coude.

39. — Il faut donc se garder de conclure à un antagonisme constant et général de deux muscles dont l'action aura été déterminée seulement par la dissection ou par l'excitation électrique. Toute contraction musculaire donne, en effet, naissance à deux forces de directions contraires et les effets produits peuvent être assez notablement différents suivant que c'est l'un ou l'autre des points d'insertion du muscle qui est maintenu fixe. Or dans les divers actes naturels, c'est tantôt l'un et tantôt l'autre de ces points dont nous réalisons l'immobilité, tandis que dans l'exploration électrique nous n'observons, en général, que l'un des deux effets correspondants. Un tel mode d'exploration, appliqué au jambier antérieur par exemple, ne pourra fournir de renseignements que sur l'action exercée par ce muscle lorsque son point d'insertion supérieure est fixe et l'on est ainsi conduit dès lors à négliger l'action, beaucoup plus importante, exercée par ce muscle dans le soulèvement du corps et dans la marche, alors que son point d'insertion inférieure est immobilisé.

40. — Pour simples et superflues que puissent paraître ces remarques, c'est cependant pour n'en avoir pas tenu un compte suffisant que Duchenne (de Boulogne) a été amené à donner une interprétation erronée du mode d'action des

muscles dits antagonistes et à conclure à une action simultanée générale qui n'existe, en réalité, comme on va le voir, que dans certains cas particuliers où elle est mécaniquement utile, et où elle ne constitue pas dès lors une dépense inutile d'énergie, mais bien une dépense parfaitement justifiée.

41. — On ne peut donc obtenir des renseignements précis sur le mode de fonctionnement des muscles antagonistes qu'en étudiant les divers actes mécaniques auxquels ils collaborent et en déterminant par l'observation leur état de contraction ou de relâchement. C'est précisément ce qu'a fait Demeny [1] pour le biceps et le triceps brachiaux en employant la méthode graphique dont les tracés, parfaitement exacts, devront seulement être judicieusement interprétés.

A cet effet, Demeny se sert de deux capsules exploratrices indépendantes, contenant chacune un ressort à boudin, et munies l'une et l'autre d'un bouton de petit diamètre que l'on applique contre chacun des muscles à explorer. De l'examen des tracés ainsi obtenus, Demeny tire les conclusions suivantes.

« Dans les contractions statiques énergiques, les antagonistes se contractent synergiquement, soit pour immobiliser solidement un segment osseux, soit pour empêcher la disjonction des surfaces articulaires quand les deux segments sont dans le prolongement l'un de l'autre.

« Si l'on résiste statiquement contre un effort qui tend à produire la flexion ou l'extension, les antagonistes de ce mouvement se relâchent.

« Les antagonistes se relâchent aussi pendant le mouvement toutes les fois qu'une résistance extérieure agit dans le sens de leur action, que cette résistance extérieure soit vaincue ou non par les muscles qui luttent contre elle, que les muscles se raccourcissent ou bien subissent une élongation.

« Dans les mouvements naturels, il y a en général synergie des antagonistes.

« Dans les mouvements à vitesse lente et uniforme, il y a action simultanée des antagonistes.

« Dans les mouvements à vitesse variable, les antagonistes agissent comme modérateurs de la vitesse et entrent en jeu un peu avant que le mouvement ait cessé ou changé de sens.

---

[1] DEMENY. Du rôle mécanique des muscles antagonistes. *Arch. de Physiol.*, 1890.

« Les antagonistes réagissent les uns sur les autres passivement par l'intermédiaire des os. »

42. — Il ne manque à ces conclusions qu'une interprétation mécanique reliant entre eux les divers faits qu'elles contiennent et permettant de les synthétiser dans une même formule. Cette interprétation est facile à donner si l'on compare les uns aux autres les cas dans lesquels le biceps et le triceps interviennent simultanément ou isolément, si l'on examine surtout les tracés eux-mêmes et les conditions dans lesquelles chacun d'eux a été obtenu.

On voit ainsi par exemple que, dans les mouvements lents et à vitesse uniforme, il y a contraction simultanée des deux muscles antagonistes. Or une force agissant constamment, et toujours dans le même sens, sur un corps, lui imprime un mouvement accéléré ; par suite, la constance de la vitesse ne peut être obtenue que si l'action du muscle fléchisseur ou extenseur est à chaque instant contrebalancée par une action inverse du muscle antagoniste, dont l'intervention est donc mécaniquement indispensable.

Il n'en est plus de même si le sujet en expérience n'a pas la préoccupation de réaliser un mouvement uniforme, s'il effectue une flexion ou une extension rapide. La raison mécanique de l'intervention de l'antagoniste n'existe plus alors ; aussi les tracés indiquent-ils que ce muscle reste relâché, sauf à intervenir à la fin du mouvement lorsqu'il s'agit d'annuler la vitesse, ce qui nécessite l'intervention d'une force contraire à celle par laquelle le mouvement a été produit.

En examinant ainsi les divers cas auxquels les tracés de Demeny se rapportent, il est toujours possible de trouver une raison mécanique qui montre l'utilité de l'intervention ou du relâchement du muscle antagoniste de celui auquel est directement dû l'acte mécanique que l'on considère.

43. — Pour ne passer sous silence aucun fait, considéré par d'autres comme important, parmi ceux que l'on a invoqués pour établir une opinion contraire à celle que nous allons formuler, nous rappelerons encore ici, avant de conclure, une expérience de Duchenne (de Boulogne), que Beaunis qualifie de fondamentale.

Duchenne a eu l'ingénieuse idée de rendre aux malades les mouvements correspondant à un muscle paralysé, en réunissant le membre, dont le muscle fait partie, à un ressort élastique convenablement dirigé ; dans une paralysie des fléchisseurs de l'avant-bras par exemple, les extrémités du ressort étaient fixées sur chacun des segments du membre supérieur.

Les choses ainsi disposées, si l'observateur étend l'avant-bras du sujet puis l'abandonne à lui-même, sans que le malade fasse aucun effort volontaire, l'avant-bras se fléchit vivement sous l'influence du ressort ; en outre si, l'avant-bras ayant été étendu, on invite le malade « à le fléchir rapidement par moitié, ou lentement et graduellement », ces divers mouvements sont exécutés immédiatement, dès qu'on les commande.

« Ce n'est pas là, dit Duchenne, le résultat d'une sorte d'éducation qui consisterait à relâcher le muscle antagoniste après l'avoir contracté volontairement. En effet, les sujets (les enfants comme les adultes) exercent facilement cette fonction la première fois que l'appareil leur est appliqué. »

Et Duchenne ajoute : « Les faits précédents me paraissent donc démontrer le peu de fondement de la doctrine sur l'inaction des muscles antagonistes pendant l'exercice des mouvements volontaires ; ils démontrent au contraire que les mouvements sont le résultat d'une double action nerveuse que j'ai appelée *harmonie des antagonistes.* »

On ne peut s'empêcher, nous semble-t-il, d'être étonné des conséquences que Duchenne (de Boulogne) tire de ses observations. Vouloir établir le mode de fonctionnement des muscles antagonistes d'après une expérience dans laquelle l'un des muscles est remplacé par un ressort élastique, nous paraît constituer une méthode d'investigation peu heureuse. D'ailleurs les faits observés par Duchenne (de Boulogne) sont, en réalité semblables à quelques-uns de ceux que Demeny a étudiés, et loin de démontrer l'existence d'une *harmonie des antagonistes,* ils prouvent jusqu'à l'évidence que le triceps continue à intervenir lorsque son action est mécaniquement indispensable, comme il le faisait avant que les fléchisseurs eussent été atteints de paralysie.

44. — D'autres faits, encore invoqués par Duchenne (de Boulogne) pour étayer son opinion, mettent seulement en évidence la nécessité de la contraction simultanée des antagonistes, dans certains cas particuliers, ce qui est insuffisant pour conclure à la constance de ce mode de fonctionnement. Lorsque, par exemple, des malades présentant une atrophie du triceps brachial faisaient un mouvement rapide de flexion « le mouve-

ment allait toujours au delà de la volonté du sujet et la main ne pouvait s'arrêter exactement et avec précision sur l'objet qu'il voulait toucher ».

Nous avons déjà fait remarquer, à propos des expériences de Demeny, que les arrêts brusques de mouvements dus à un groupe de muscles ne peuvent être réalisés que par la contraction des muscles antagonistes ; il n'est pas là question de précision ; le fait mécanique à obtenir, l'arrêt brusque, sera ou ne sera pas obtenu suivant qu'une force inverse de celle qui a déterminé le mouvement interviendra ou non, et la raison mécanique qui nécessite, pour ce cas particulier, l'intervention du muscle antagoniste, peut ne plus exister dans un autre acte à la production duquel suffira, dès lors, l'intervention d'un seul des deux groupes de muscles.

45. — Il serait, croyons-nous, superflu d'insister plus longuement sur ce point, et la formule très simple suivante, par laquelle nous synthétiserons le mode général de fonctionnement des muscles antagonistes nous paraît absolument justifiée :

La contraction simultanée ou isolée des muscles antagonistes est toujours déterminée et rigoureusement justifiée par une raison mécanique précise.

Par suite, la contraction simultanée de ces muscles, lorsqu'elle se produit, ne correspond pas à une dépense inutile d'énergie, mais à une dépense parfaitement justifiée. Dans le fonctionnement des muscles antagonistes, comme dans les actes généraux considérés précédemment, on trouve donc la même préoccupation économique et la même réalisation du minimum de dépense énergétique compatible avec l'agencement de notre organisme.

46. — Les considérations qui précèdent permettent d'interpréter les résultats des expériences dans lesquelles Beaunis a pu provoquer, par action réflexe, la contraction simultanée de muscles antagonistes de la jambe chez la grenouille, résultats qui paraissent d'abord un peu discordants. Ces expériences montrent, d'autre part, l'existence d'un fait nouveau, qu'il serait au moins difficile de constater sûrement sur l'homme ; ce fait est d'ailleurs en rapport direct avec la dépense d'énergie et a été retrouvé par d'autres observateurs, comme nous le dirons bientôt, sur les muscles droits interne et externe dont l'antagonisme est réel et absolu. A ce double titre ces expériences doivent être citées ici.

Les muscles observés étaient libérés de leur insertion inférieure et leur tendon réuni chacun à un levier différent du myographe double, tandis que l'insertion supérieure était immobilisée par fixation du tibia au moyen d'épingles ou de tiges de fer, suivant la grosseur de l'animal en expérience, grenouille, cobaye ou lapin. L'animal était alors en quelque sorte abandonné à lui-même et l'on attendait qu'il se produisit spontanément des contractions des muscles réunis au myographe, contractions dont la nature volontaire ou réflexe est d'ailleurs difficile à préciser ; d'autres fois les contractions réflexes des mêmes muscles étaient provoquées par des excitations électriques, mécaniques, chimiques, portant sur la peau, les muqueuses, les nerfs sensitifs, les viscères, etc.

Les divers tracés obtenus dans ces conditions ont montré que trois cas bien distincts peuvent se présenter :

1° Les muscles gastro-cnémien et jambier antérieur se contractent simultanément ;

2° Un seul de ces muscles se contracte, l'autre restant inactif ;

3° La contraction de l'un des muscles est accompagnée d'un relâchement de l'autre, phénomène qui se traduit par un allongement que le myographe fait inscrire sur le cylindre enregistreur.

Or les deux premiers résultats pouvaient être prévus d'après ce que nous avons dit précédemment. Les muscles dits antagonistes, en effet, en particulier les deux muscles sur lesquels ont porté les expériences de Beaunis, ne produisent des actions contraires que dans certains des actes mécaniques particuliers, tandis que leurs actions sont concordantes dans d'autres actes, et de là résulte, avons-nous dit, l'intervention simultanée ou isolée de ces muscles. Par suite, cette intervention simultanée ou isolée, que les tracés obtenus par Beaunis mettent en évidence, répond à la nature de l'acte mécanique que l'animal veut réaliser ; cet acte d'ailleurs n'est certainement pas toujours le même, quelle qu'en soit la cause volontaire ou réflexe, ce qui explique l'inconstance des résultats signalée par l'auteur lui-même.

47. — Le relâchement de l'un des muscles pendant la contraction de l'antagoniste, fait qui ne pouvait guère être constaté que par la disposition expérimentale adoptée par Beaunis, nous paraît constituer une nouvelle preuve de la diversité des moyens

que nous mettons en œuvre pour réduire au minimum la dépense d'énergie que nécessite un acte mécanique déterminé. La contraction d'un muscle correspondra, en effet, à une consommation énergétique moindre si le muscle antagoniste se relâche, puisque le premier n'a plus alors à lutter contre la tonicité du second.

Toutefois ce n'est là qu'une déduction, et une démonstration rigoureuse ne pourrait être établie que grâce à des données qui nous manquent encore et à l'étude mécanique des circonstances naturelles dans lesquelles ce relâchement se produit, étude qui ne peut être faite, faute de pouvoir sûrement constater ce phénomène sur les muscles en place. En effet, ce relâchement, dont nous citerons plus loin d'autres exemples qui viendront à l'appui de notre manière de voir, et que Beaunis rapporte avec juste raison, croyons-nous, à l'inhibition, exige une certaine dépense d'énergie nerveuse. Cette dépense, bien que nous ne sachions pas encore en établir l'équivalence en énergie dynamique, n'en représente pas moins une consommation dont l'organisme doit tenir compte, et il peut dès lors se faire qu'il y ait pour nous, suivant les cas, économie énergétique à augmenter la force de contraction du muscle actif pour lui faire vaincre la tonicité de l'antagoniste, plutôt que de réaliser l'inhibition de ce dernier pour en diminuer la résistance tonique.

Ces considérations sont sans doute très théoriques ; mais elles nous paraissent absolument justifiées par la nature spéciale du moteur dont il est ici question et donner dès lors, en l'état actuel de nos connaissances, une explication très rationnelle de l'inconstance du phénomène de relâchement musculaire dans les expériences de Beaunis.

48. — Il y a lieu de rappeler ici les expériences de Sherrington et de Topolanski, dont les résultats présentent avec ceux de Beaunis une parfaite analogie, bien qu'elles aient été faites dans des conditions différentes et qu'elles aient fait intervenir des muscles autres que les précédents, les droits interne et externe du globe oculaire.

Nous avons déjà fait remarquer, et il est utile de le rappeler actuellement, combien sont simples les conditions mécaniques dans lesquelles s'exerce l'action de ces muscles. Il n'y a plus ici d'effets divers engendrés par la contraction, mais une rotation, inverse pour chaque muscle, autour d'un axe unique. Au lieu des divers cas, constatés dans les expériences de Beaunis, de contraction simultanée ou isolée, ou de relâchement d'un muscle correspondant à la contraction de l'autre, tous faits qui sont dus à la multiplicité des actes mécaniques qu'il est possible de réaliser, il est à présumer qu'il n'existe qu'un mode de fonctionnement unique, et toujours le même, puisqu'il y a alors unité d'effet.

On ne peut pas, il est vrai, pratiquer l'exploration directe de ces muscles en place pendant leur fonctionnement normal, au moyen de tambours de Marey, comme Demeny l'a fait pour les biceps et triceps brachiaux ; mais on peut libérer leur insertion antérieure et reproduire les conditions expérimentales de Beaunis. C'est ce qu'ont fait Sherrington d'abord, Topolanski (1) ensuite, et la concordance des faits observés par les deux expérimentateurs constitue une sorte de preuve *a priori* de l'exactitude des résultats que nous allons rapporter.

Les insertions antérieures des droits interne et externe d'un lapin étaient libérées, en découpant de petits carrés de sclérotique, puis réunies chacune à un tambour enregistreur ; dans ces conditions, Topolanski a obtenu des contractions correspondant à des mouvements de latéralité des globes lorsqu'il faisait porter une excitation galvanique tout le long du nerf optique, sur la bandelette optique, sur le corps genouillé externe, etc. Les tracés obtenus ont d'ailleurs montré que la contraction d'un droit interne s'accompagnait toujours du relâchement, par diminution de la tonicité, du droit externe correspondant et vice versa.

Comme nous l'avons fait prévoir, à l'unité d'effet produit par les muscles examinés correspond un mode de fonctionnement unique qui réalise toujours une dépense minima d'énergie.

49. — En résumé, les recherches de Beaunis, Demeny etc., effectuées dans des conditions d'observation très variées et relatives à des muscles divers d'animaux très différents, nous ont fourni les preuves graphiques objectives de la manière dont se comportent les muscles dits antagonistes, dans les multiples actes mécaniques dont l'étude doit conduire à la connaissance de la loi générale de leur fonctionnement.

Il nous a suffi, dès lors, de chercher, dans chacun des cas,

(1) Topolanski. — L'état des muscles oculaires lors de l'excitation centrale, *Arch. f. Opht. von Græfe*, 1898.

la raison mécanique de l'état de repos ou de contraction de ces muscles, pour que la loi générale suivante se dégageât comme d'elle-même.

Les muscles antagonistes ne se contractent pas toujours isolément, suivant l'opinion la plus ancienne et la plus généralement admise; leur contraction n'est pas davantage toujours simultanée, comme le pensaient Winslow, puis Duchenne. En réalité, la contraction de ces muscles est, suivant les cas, c'est-à-dire suivant l'acte mécanique à réaliser, simultanée ou isolée, et les lois de la mécanique des corps inertes suffisent toujours pour justifier ces modes divers de fonctionnement; en aucun cas, par conséquent, il n'y a dépense inutile d'énergie du fait de la contraction simultanée de muscles à actions contraires.

50. — Bien que ce soit sortir du cadre rigoureux de la question à laquelle ces pages sont consacrées, il ne sera pas inutile de montrer par des exemples que les considérations précédentes, pour théoriques qu'elles paraissent, sont cependant de nature à intéresser la clinique; elles peuvent servir en effet à déterminer la cause immédiate de phénomènes anormaux, qu'elles permettent ainsi de rattacher à des phénomènes physiologiques dont ils ne sont alors qu'une exagération morbide ou une manifestation rendue plus apparente par une circonstance pathologique.

Dans les cas de paralysies complètes du facial, par exemple, l'orbiculaire des paupières est devenu inactif, tandis que le releveur, antagoniste du précédent et innervé par le moteur oculaire commun, présente son fonctionnement normal. De là résulte évidemment pour le malade l'impossibilité de fermer la paupière qui devrait, semble-t-il, rester immobile, malgré la volonté du sujet. Or au moment où celui-ci fait l'effort volontaire nécessaire pour réaliser l'occlusion de l'œil, on voit la paupière supérieure s'abaisser et recouvrir en partie le globe.

Hasse avait rapporté ce phénomène à un relâchement du releveur de la paupière qui se produirait normalement et concurremment avec la contraction de l'orbiculaire, relâchement qui subsisterait seul dans la paralysie faciale. On objecta que cette explication reposait sur un fait, relâchement d'un antagoniste, dont aucune recherche physiologique n'avait encore permis de constater la réalité; mais Beaunis fait avec juste raison remarquer que les faits observés au cours de ses expériences, résumées plus haut, fournissent à l'explication de Hasse la base expérimentale qui lui avait manqué jusqu'alors. Le phénomène à expliquer ne présente plus ainsi qu'un caractère physiologique ; il est seulement devenu plus manifeste en se produisant seul, tandis qu'il passe inaperçu lorsqu'il prend naissance concurremment avec la contraction antagoniste de l'orbiculaire.

51. — Les conclusions auxquelles nous sommes arrivés quant au mode de fonctionnement des muscles antagonistes, sont encore plus instructives à appliquer à un autre phénomène pathologique, rappelé par Beaunis ; tandis, d'ailleurs que ce dernier n'a pu que rapprocher ce phénomène des résultats de ses expériences, il nous sera possible d'en indiquer la cause la plus prochaine, en tenant compte des conditions mécaniques dans lesquelles ce phénomène se produit.

Il s'agit d'un malade de Nothnagel qui présentait, dans le fonctionnement mécanique du membre supérieur, les particularités suivantes. La flexion et l'extension de l'avant-bras s'opéraient sans peine et d'une façon normale lorsque le mouvement était rapide ; mais si l'on demandait au malade de fléchir ou d'étendre l'avant-bras d'un mouvement uniforme, cet acte mécanique n'était réalisé que difficilement, au prix de grands efforts. Nothnagel s'est assuré d'ailleurs, que, dans le cas d'un mouvement rapide, effectué sans la préoccupation de réaliser une vitesse constante, le biceps restait inactif pendant l'extension et le triceps pendant la flexion ; quand le malade, au contraire, voulait fléchir ou étendre l'avant-bras d'un mouvement uniforme, les deux muscles antagonistes entraient simultanément en contraction si intense que le mouvement ne pouvait être exécuté qu'avec difficulté.

On reconnaît immédiatement les conditions mécaniques normales qui règlent l'intervention simultanée ou isolée des muscles antagonistes, si bien que, malgré les apparences, on peut tout d'abord affirmer que le fonctionnement mécanique du biceps et du triceps brachiaux est resté conforme à la loi énoncée plus haut qui correspond à la dépense minima d'énergie. L'anomalie qui a donné naissance aux phénomènes observés ne peut consister dès lors qu'en une augmentation de l'excitabilité, en suite de laquelle le malade développe des forces de contraction musculaire très supérieures à celles que nécessite l'acte mécanique à réaliser, sans qu'il y ait en particulier le moindre trouble de coordination.

52. — La cause que nous sommes ainsi amené à assigner aux phénomènes présentés par le malade de Nothnagel paraît d'autant plus plausible, qu'il existe, dans le domaine ophtalmologique, d'après Reddingius [1] des faits analogues d'augmentation, provoquée ou spontanée, d'excitabilité.

Pour avoir la vision binoculaire nette d'un objet, deux conditions doivent être simultanément réalisées; nous devons faire converger vers cet objet nos lignes visuelles antérieures et accommoder en même temps pour la distance à laquelle l'objet se trouve. La simultanéité de ces conditions est d'ailleurs exigée par une raison nullement mécanique, la réalisation de la vision simple et nette. Aussi les deux fonctions de convergence et d'accommodation, si elles peuvent être dissociées volontairement par l'exercice, se trouvent cependant normalement dans un état de dépendance réciproque assez rigoureux. Dès lors toute modification, accidentelle et non volontaire, apportée à cette corrélation étroite qui unit l'accommodation et la convergence, est facilement perçue par le trouble visuel particulier qui en résulte.

Ce serait précisément ce qui arrive, d'après Reddingius, lorsque l'on instille dans l'œil une dose d'ésérine cependant assez faible pour n'entraîner aucun changement de position du proximum et du remotum. Le myotique déterminerait simplement, dans ces conditions, une augmentation d'excitabilité du muscle ciliaire, et l'impulsion centrale intervenant avec son intensité habituelle au lieu de provoquer, de la part de ce muscle, l'effort rigoureusement nécessaire pour déterminer le degré d'accommodation correspondant à la convergence actuelle, engendrerait une contraction trop intense, un degré d'accommodation trop fort. Le point d'accommodation se trouverait ainsi en deçà du point de convergence, au lieu de se confondre avec ce dernier, et c'est à cette particularité, inverse de celle qui correspond à la parésie de l'accommodation, qu'il faudrait rapporter le trouble de vision que détermine l'instillation d'une faible dose d'ésérine.

Une augmentation analogue d'excitabilité peut exister en dehors de toute instillation, d'après Reddingius, et serait la cause immédiate de troubles visuels particuliers par suite du

---

(1) Reddingius. *Arch. f. Opht. von Graefe,* 1898.

défaut de correspondance qui en résulterait dans le fonctionnement simultané de la convergence et de l'accommodation.

Reddingius a observé, en effet, des jeunes gens emmétropes, d'ailleurs nullement neurasthéniques, chez lesquels le travail à courte distance est douloureux, sans qu'il y ait chez eux parésie de l'accommodation ni exophorèse, c'est-à-dire insuffisance du pouvoir de convergence ; d'autre part, tout phénomène douloureux disparaît par l'usage, pour la vision de près seulement, de verres négatifs de 2 à 3 dioptries. Les faits observés sont donc exactement ceux qui résulteraient d'une augmentation d'excitabilité du muscle ciliaire, par suite de laquelle l'accommodation, réalisée pour un degré de convergence donné, serait trop grande. Les verres négatifs auraient d'ailleurs pour effet de ramener optiquement l'accommodation à la valeur que le sujet ne réalise plus spontanément avec l'excitation centrale volontaire dont l'habitude lui avait fait connaître l'intensité nécessaire correspondant à une excitabilité normale de ses muscles ciliaires.

Il serait facile, croyons-nous, de trouver, dans la littérature médicale, d'autres faits dont le mécanisme de production pourrait être déduit des considérations présentées dans les pages précédentes. Mais nous avons voulu montrer seulement l'intérêt pratique que ces considérations présentent, et pour cela les exemples que nous venons de citer suffisent.

ADAPTATION DES MUSCLES A UN FONCTIONNEMENT ÉCONOMIQUE

Travaux de Haughton. Insuffisance des considérations tirées de la mécanique des corps inertes. Recherches de J. Guérin, de W. Roux, de Marey sur l'adaptation fonctionnelle des muscles. Travaux de Weiss. Caractères physiologiques de la question. Topographie de l'innervation musculaire; inégalité de l'excitation des diverses fibres d'un même muscle.

53. — Nous avons jusqu'ici considéré des actes mécaniques généraux et le mode de fonctionnement de groupes de muscles, c'est-à-dire en somme des actes mécaniques dont nous pouvons volontairement modifier quelques-unes des conditions de production qui peuvent agir sur la dépense totale d'énergie.

Nous aurons à nous demander encore si, dans l'intervention de chaque muscle considéré isolément, il n'existe pas des conditions que nous puissions modifier par l'intervention de notre volonté et si, dans ces modifications que nous pouvons en effet produire, on retrouve la préoccupation, toujours constatée jusqu'ici, de réaliser une consommation énergétique minima. Ce côté de la question est d'ailleurs fort complexe, car il se rattache directement à la mécanique intime du moteur animé et par conséquent à ces travaux de Chauveau, qui, depuis plusieurs années, « fixent l'attention du monde savant » et sans lesquels il n'eût même pas été possible de soupçonner l'existence d'une importante dépense d'énergie interne que nous aurons à considérer dans le Chapitre suivant.

Mais il est utile, en outre, pour la solution que nous poursuivons, d'étudier l'organe moteur, le muscle, à un point de vue plus exclusivement mécanique, et c'est ce que nous ferons d'abord.

Le muscle présente, même à ne le considérer que chez l'homme, des formes extrêmement variables, et il est intéressant de savoir comment chacune d'elles est adaptée quant à la dépense d'énergie.

54. — Il semble tout d'abord que la recherche de l'adaptation fonctionnelle des muscles ne doive pas nous préoccuper ici. Nous nous sommes proposé, en effet, de rechercher comment nous réglons nos dépenses d'énergie, en tant que nous pouvons agir sur cette dépense par un acte de notre volonté; or nous ne pouvons pas modifier volontairement la forme de nos muscles, pas plus que nous ne pouvons modifier la nature ou l'agencement du moteur que nous constituons.

Mais avant de pénétrer plus avant, à la suite de Chauveau, dans le mécanisme interne du moteur musculaire, et d'y poursuivre la recherche des faits en rapport avec le fonctionnement économique de ce moteur, il n'est pas inutile de se demander dans quelle mesure cet organe producteur de travail est adapté, quant à sa forme, à la fonction qu'il doit remplir. On verra que, si la volonté ne peut rien sur la forme du muscle, il existe des exemples nombreux et absolument démonstratifs d'une adaptation, en quelque sorte spontanée, se produisant en un laps de temps relativement court, et réalisant des changements de forme qui reconnaissent pour cause directe une modification survenue dans les conditions mécaniques d'action. Or, nous montrerons que ces changements de forme se produisent dans le sens d'une adaptation meilleure de l'organe, soit au point de vue de l'acte même à effectuer, soit en ce qui concerne la réduction de la dépense d'énergie.

Cette réduction de dépense apparaîtra ainsi comme une loi physiologique essentielle, et ce n'est pas dès lors sortir de la question traitée ici que de montrer, par la considération de la forme des muscles, que notre préoccupation d'économie énergétique est en somme une des manifestations d'un principe naturel très général qui paraît régir le fonctionnement mécanique du moteur animé dans son ensemble, comme dans ses détails, soit en vertu de la nature même du tissu musculaire, soit par l'intervention de la volonté.

Plus généralement encore, l'adaptation fonctionnelle des muscles n'est qu'un exemple particulier de la « parfaite harmonie entre la forme des différentes parties d'un animal et les conditions dans lesquelles fonctionne chacune d'elles [1] », si bien

---

[1] Marey. Des lois de la morphologie chez les anim., *Arch. de Phys.*, 1889.

que, par le fonctionnement économique de notre organisme, dont nous avons déjà donné des exemples, nous ne faisons que nous conformer inconsciemment, quoique par des actes volontaires, à la loi générale de l'évolution des êtres organisés. C'est une nouvelle raison pour que nous montrions ici le trait d'union qui existe entre la question restreinte dont nous nous occupons et le problème général soulevé par la théorie transformiste.

Nous montrerons, d'autre part, que dans le cas où, à s'en tenir aux lois de la mécanique des corps inertes, la forme des muscles doit entraîner une dépense d'énergie qui resterait inutilisée, aucun fait physiologique ne s'oppose à ce que nous réglions volontairement l'excitation de ces muscles de manière à supprimer la cause même de cette perte énergétique.

55. — C'est Haughton qui, dans ses *Principles of animal Mechanics*, a le premier étudié systématiquement les rapports qui existent entre la forme des muscles et le travail qu'ils fournissent. Les considérations ingénieuses du savant anglais sont, il est vrai, trop exclusivement mathématiques, l'assimilation du muscle à un corps inerte élastique est trop rigoureuse, comme nous le montrerons plus loin, mais les résultats auxquels conduit cette schématisation n'en sont pas moins intéressants et utiles à connaître, sinon dans tous leurs détails, au moins d'une manière générale. Quelques-uns de ces résultats, d'ailleurs, sont parfaitement exacts, en raison des conditions mécaniques particulières qui président à l'action de certains des muscles considérés.

56. — Haughton rapporte les formes si variables que présentent les muscles à un petit nombre de types géométriques d'après le tableau suivant :

I. — Muscles dont les fibres sont situées dans un même plan et qui comprennent :

a. Des muscles à fibres rectilignes et parallèles ;

b. Des muscles à fibres rectilignes non parallèles ;

c. Des muscles à fibres curvilignes et parallèles ;

II. — Muscles dont les fibres forment des surfaces courbes et que l'on peut diviser en :

a. Muscles à fibres rectilignes formant des surfaces gauches (ne se rencontrent guère que chez les animaux) ;

b. Muscles à fibres curvilignes formant des surfaces ellipsoïdales.

La base du raisonnement de Haughton est la suivante.

Assimilant la fibre musculaire à un corps inerte élastique, Haughton suppose que, dans un muscle qui se contracte, chaque fibre se raccourcit proportionnellement à sa longueur, quelles que soient d'ailleurs les différences que présentent à ce point de vue les diverses fibres d'un même muscle. Il calcule alors, d'après les principes de la mécanique des corps inertes, le travail fourni par l'ensemble des fibres avec la disposition qu'elles affectent pour constituer le muscle considéré, et compare ce travail à celui que ces mêmes fibres fourniraient si elles étaient toutes indépendantes les unes des autres. C'est écarter ainsi toutes les difficultés qui résultent de la nature du moteur, et nous aurons bientôt à faire des réserves à ce sujet; toutefois, les résultats auxquels on arrive, dans ces conditions simples, fournissent cependant des renseignements utiles et exacts pour certaines catégories de muscles.

57. — Le cas le plus simple est celui dans lequel les fibres, parallèles entre elles et d'égale longueur, sont perpendiculaires à leur ligne d'insertion mobile. Il est évident que, dans ce cas, chaque fibre fonctionne comme si elle était réellement indépendante, sans être en rien gênée par le voisinage des autres. Le travail total du muscle est donc égal à la somme des travaux élémentaires des diverses fibres, et le fonctionnement simultané de celles-ci n'entraîne dès lors aucune dépense inutile d'énergie.

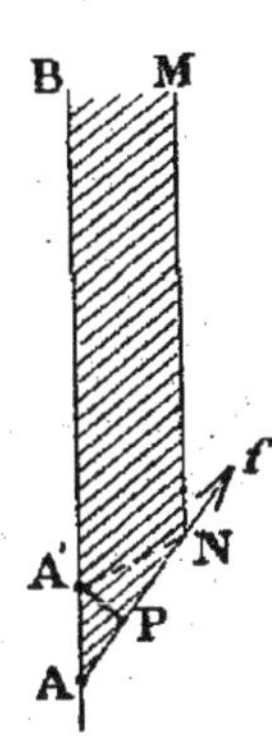

Fig. 4.

Il en est encore ainsi, quoique le fait soit moins évident, lorsque les forces de contraction des fibres, également parallèles entre elles, agissent obliquement. C'est en particulier le cas des muscles penniformes, constitués par deux groupes de fibres parallèles, les fibres de chaque groupe s'insèrant sur un même tendon médian qui aboutit lui-même à la partie à mouvoir (fig. 4)

Lorsqu'un tel muscle se contracte dans son ensemble et produit un déplacement AA′ (fig. 4) de son insertion tendineuse mobile, le point où chaque fibre se soude au tendon médian se déplace de la même quantité, mais suivant une direction AB, oblique par rapport à la force agissante f. Le travail de la fibre AN, par exemple, est alors égal au produit de la force de contraction f par la projection AP du déplacement AA′ sur la direction AN de cette force. Mais si le déplacement AA′ est assez petit, on peut regarder AP comme égal au raccourcissement de la fibre AN, c'est-à-dire au déplacement qu'aurait subi le point d'insertion mobile de cette fibre si elle avait été libre et indépendante.

Le produit $f \times AP$, c'est-à-dire le travail de la fibre lorsqu'elle agit conjointement avec les autres fibres constituantes du muscle penniforme, représente donc également le travail que cette même fibre aurait effectué si elle avait été isolée et libre. Ce résultat étant d'ailleurs applicable à toutes les fibres d'un muscle penniforme ou semi-penniforme, il en résulte que cette distribution particulière des fibres n'entraîne encore aucune dépense inutile d'énergie.

58. — Les fibres parallèles et curvilignes des sphincters réalisent de même un arrangement qui correspond à l'utilisation intégrale du travail du muscle.

Quand de telles fibres se contractent, en effet, elles donnent naissance, sur chaque unité de longueur de leur circonférence, à une force N, *normale* à leur direction et dont l'intensité est donnée par la formule

$$N = \frac{f}{r},$$

f étant la force de contraction de la fibre et r le rayon de la circonférence suivant laquelle cette fibre est courbée.

Quand le rayon diminue de dr, chacune des composantes N effectue un travail

$$\frac{f}{r} dr,$$

car le déplacement a lieu suivant la direction de la force.

Dès lors le travail total des forces N qui existent sur chaque unité de longueur de la circonférence $2\pi r$ de la fibre sera égal à

$$2\pi r \frac{f}{r} dr = 2\pi f dr \tag{1}$$

Supposons maintenant que la même fibre, dont la longueur est d'abord $2\pi r$, soit rectiligne, et qu'elle se raccourcisse de la quantité qui correspond à la diminution dr pour laquelle nous venons de calculer le travail de la fibre, lorsque celle-ci est circulaire. Ce raccourcissement est

$$2\pi r - 2\pi (r - dr) = 2\pi dr.$$

Si la force de contraction de la fibre déroulée est la même f que celle de la même fibre courbée en circonférence, le travail sera

(2) $$2\pi dr \times f$$

puisque le déplacement $2\pi dr$ se produit alors suivant la direction même de la force motrice f.

Les expressions (1) et (2) étant identiques, on voit que la quantité de travail effectué par la fibre est la même lorsque la fibre est rectiligne et isolée, et lorsque cette même fibre fait partie d'un sphincter. La forme spéciale de ces muscles n'entraîne donc encore aucune dépense inutile d'énergie.

59. — Sans suivre Haughton dans tous les développements qu'il a donnés à cette partie de ses recherches sur la mécanique animale, et avant de considérer la catégorie de muscles dont la forme entraînerait une dépense inutile d'énergie, rappelons encore le curieux résultat que le savant anglais établit pour le muscle cardiaque.

L'enroulement complexe des fibres musculaires du cœur répondrait encore à l'utilisation intégrale du travail qui résulte de la contraction de ces fibres.

C'est là sans doute un résultat très séduisant, lorsqu'on songe qu'il s'agit d'un muscle constamment en activité et dont le repos entraînerait aussitôt la mort de l'organisme. Mais, sans même discuter le raisonnement d'Haughton, ni la réalité du mode d'enroulement sur lequel ce raisonnement est établi, faisons seulement remarquer qu'il n'est tenu compte nulle part des anastomoses, par lesquelles les fibres du muscle cardiaque sont réunies entre elles et qui font du myocarde un muscle de constitution très particulière dans lequel la substance striée est disposée non en filets distincts, mais suivant un vaste réseau.

Ce n'est pas là d'ailleurs une remarque qui infirme forcément la conclusion de Haughton, mais elle montre du moins l'insuffisance des considérations par lesquelles cette conclusion a été établie.

60. — Avec les muscles triangulaires, nous retrouvons la constitution simple et générale des muscles, mais les résultats de Haughton n'en sont pas moins passibles d'objection que nous indiquerons plus loin.

Sans entrer dans les détails du calcul du travail qui est, dans ce cas, assez complexe, il est du moins facile de montrer que, en s'en tenant aux conditions schématiques, plus mathématiques que physiologiques, dans lesquelles Haughton s'est proposé de chercher le degré d'adaptation fonctionnelle des muscles, la forme triangulaire pure, si elle existe réellement, entraîne forcément une dépense inutile d'énergie.

Soit, en effet, un muscle ASB (fig. 5), dont les fibres, disposées en éventail, s'insèrent d'une part en un point S et d'autre

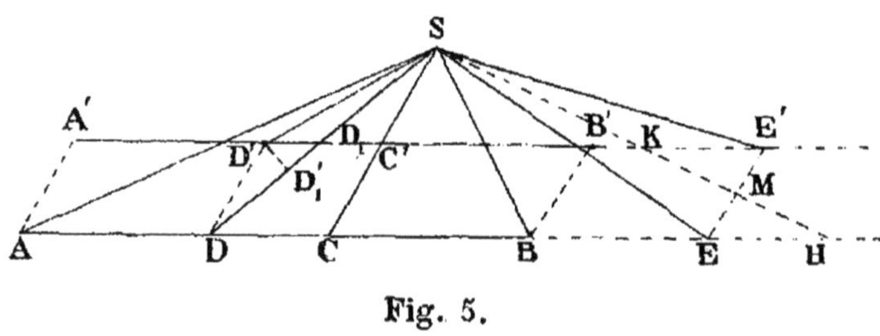

Fig. 5.

part sur une droite AB que nous supposerons constituer l'insertion mobile de ce muscle triangulaire.

Supposons, en outre, que la base AB se déplace, pendant la contraction du muscle, parallèlement à elle-même suivant la direction AA', à laquelle la fibre SC est parallèle.

On peut admettre, par exemple, que cette fibre SC se contracte comme si elle était isolée et indépendante, car elle se raccourcit sans changer de direction, et que le travail qui résulte de sa contraction est tout entier utilisé. Mais il n'en est plus de même pour une fibre quelconque SD du même muscle. Puisque, en effet, par suite des liaisons qui existent entre les divers segments du moteur animé, la ligne d'insertion se déplace suivant AA', lorsque cette ligne sera venue en A'B', le point d'insertion D de la fibre SD sera venu au point D' après s'être déplacé suivant DD' parallèlement à AA'. Cette fibre, qui sera alors dirigée suivant SD', aura subi un raccourcissement DD'_1, obtenu en décrivant, du point S comme centre, l'arc de cercle $D'D'_1$.

Or, cette même fibre, si elle eut été isolée et indépendante, se serait raccourcie proportionnellement à sa longueur, c'est-à-dire d'une quantité DD_1, puisque l'on a, sur la figure :

$$\frac{SC}{CC'} = \frac{SD}{DD_1}.$$

En conséquence, tandis que la fibre SD, si elle eût été isolée et indépendante, se serait raccourcie de DD_1, cette même fibre, lorsqu'elle fait partie du muscle triangulaire ASB ne peut subir que le raccourcissement DD'_1. Les liaisons que crée entre les diverses fibres la forme particulière du muscle empêchent donc l'utilisation de tout le travail qui correspond au raccourcissement $D_1D'_1$ de la fibre considérée.

Il est évident d'ailleurs qu'il en est de même pour toute autre fibre que la fibre SC, qui est ainsi la seule dont le travail de contraction soit entièrement utilisé.

On voit, en outre, facilement sur la figure que la quantité de travail inutilisé est d'autant plus grande que l'on considère une fibre faisant avec SC un angle plus grand.

Si même l'angle au sommet du muscle était assez ouvert, il existerait une fibre qui, au moment de la contraction musculaire, ne pourrait subir aucun raccourcissement et dont le travail serait dès lors entièrement inutilisé. La position de cette fibre s'obtient en élevant la perpendiculaire SH à la direction SC du déplacement et menant par le point M, milieu de HK, la droite EE' parallèle à CC'. La fibre SE, si elle existait, viendrait en SE' et conserverait sa longueur.

Enfin, s'il existait encore des fibres au delà de SE, elles subiraient un allongement pendant la contraction du muscle triangulaire qui se créerait ainsi une résistance qu'il devrait lui-même vaincre.

Ces cas extrêmes ne se rencontrent pas, il est vrai, mais s'il existe des muscles à forme triangulaire, leur forme même entraîne une dépense inutile d'énergie, dépense d'ailleurs d'autant plus grande que l'angle au sommet du muscle est lui-même plus grand.

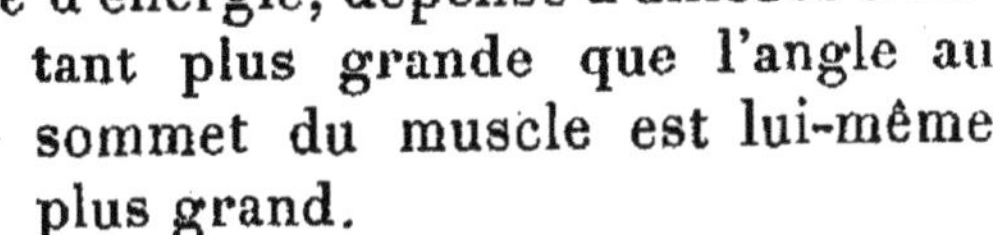

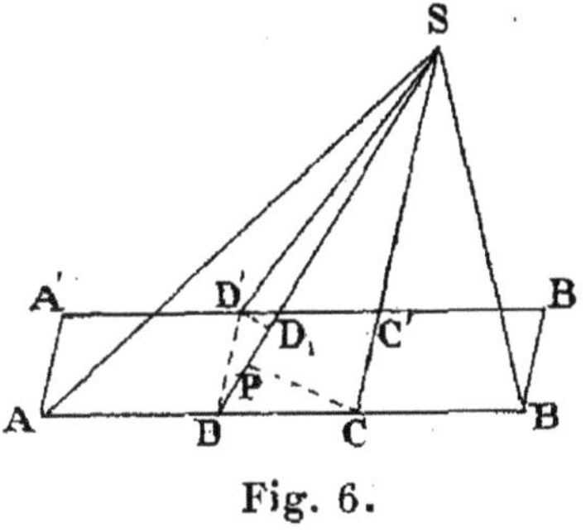

Fig. 6.

61. — Quelle devrait donc être la loi de variation des longueurs des fibres musculaires disposées en éventail, pour que leur contraction simultanée n'entraînât aucune dépense d'énergie due à leur dépendance réciproque ? Weiss a énoncé cette loi que l'on peut établir très simplement de la façon suivante.

Soit ASB (fig. 6) le muscle triangulaire. Si une fibre quelconque SD est formée de substance contractile sur toute sa longueur, nous avons vu qu'elle ne peut se raccourcir que d'une quantité DD_1 et que de ce fait résulte une perte d'énergie. Mais cette perte n'existerait pas si une portion de SD était tendineuse et que la partie contractile restante eût une longueur x telle que

$$\frac{x}{DD_1} = \frac{SC}{CC'}.$$

Or le triangle $DD'D_1$ donne :

$$DD_1 = DD' \cos D'DD_1 = CC' \cos DSC \tag{1}$$

Si l'on abaisse la perpendiculaire CP sur SD, on a, d'autre part, dans le triangle PCS :

$$SP = SC \cos PSC. \tag{2}$$

Des relations (1) et (2) on tire :

$$\frac{SP}{DD_1} = \frac{SC}{CC'}. \tag{3}$$

La longueur SP est donc la longueur x cherchée ; en effet si deux fibres ont les longueurs et les directions SC et SP la relation (3) montre que SP se raccourcira d'une quantité égale à DD_1 lorsque SC se raccourcira de CC', en vertu de l'hypothèse de la proportionnalité du raccourcissement à la longueur, et il n'y aura plus aucune dépense inutile d'énergie.

L'angle SPC étant d'ailleurs droit, le lieu des points tels que P sera la circonférence décrite sur SC comme diamètre.

En résumé, pour que, dans la contraction d'un muscle de forme triangulaire, il n'y ait aucune dépense inutile d'énergie, il faut que les extrémités des fibres proprement dites (extrémité de la partie contractile) se trouvent sur la circonférence décrite en prenant pour diamètre la longueur de la fibre parallèle à la direction du déplacement que la contraction du muscle déterminé.

62. — Weiss a repris les recherches de Haughton avec la conviction qu'il ne devait pas exister, dans l'organisme, des muscles dont la contraction entraînerait, en raison de la forme présentée par la partie contractile de l'organe, une dépense inutilisée d'énergie. Cette conviction a d'ailleurs été très judi-

cieusement basée par l'auteur sur les faits d'adaptation fonctionnelle spontanée, faits bien établis aujourd'hui, provoqués même par l'expérience physiologique, et en vertu desquels la forme d'un muscle, ou plus exactement la longueur de la partie contractile, peut varier, lorsqu'une modification occasionnelle ou expérimentale survient quant aux conditions mécaniques dans lesquelles l'action de ce muscle s'exerce. Il importe de faire connaître ici les principaux de ces faits.

Si l'on effectue des mesures de longueur sur la partie contractile des muscles, on constate que, d'une manière générale, cette partie est d'autant plus courte que le muscle doit, pour accomplir sa fonction, réaliser un raccourcissement moins considérable ; cette relation entre la longueur des fibres et le raccourcissement maximum paraît d'ailleurs correspondre, comme nous le verrons plus loin, à une économie d'une certaine forme d'énergie.

D'autre part, il arrive fréquemment que, par suite de fractures suivies de consolidation vicieuse, par suite de luxations non réduites ou d'ankyloses dues à des causes diverses, les mouvements normaux d'un segment de membre n'ont plus qu'une étendue réduite, ce qui diminue dans une proportion plus ou moins grande le raccourcissement que peuvent subir les muscles qui président à ces mouvements. Or, les conditions mécaniques dans lesquelles se trouve un même muscle, avant et après la diminution de l'amplitude des mouvements qu'il peut déterminer, sont les mêmes que celles dans lesquelles agissent deux muscles différents dont les raccourcissements maxima possibles sont inégaux et dont les parties contractiles ont, avons-nous dit, des longueurs inégales. Il y a lieu dès lors de rechercher si la diminution accidentelle de l'amplitude d'un mouvement ne s'accompagne pas, sur le muscle correspondant, d'une diminution de la longueur des fibres.

63. — J. Guérin paraît être le premier à avoir constaté systématiquement les augmentations et diminutions de longueur des fibres musculaires et à en avoir cherché la signification à l'aide d'un principe d'ailleurs très juste, celui-là même que l'on a toujours invoqué depuis : « la fonction fait l'organe » ; mais il ne nous paraît pas avoir su reconnaître, parmi les circonstances mécaniques qui accompagnent ces variations de longueur, celle qui est la cause directe du phénomène dont il cherchait l'explication. Dans ses *Essais de physiologie géné-*

rale, en effet, il ne s'attache qu'à la traction plus grande à laquelle, dit-il, sont soumis les muscles chez lesquels il a constaté que les fibres ont diminué de longueur et c'est à cet excès de traction qu'il rapporte cette diminution. C'est d'ailleurs en phrases générales qu'il énumère les faits qui lui paraissent confirmer son opinion et il est dès lors difficile d'y trouver les conditions mécaniques précises dans lesquelles se sont produits les faits cliniques sur lesquels il s'appuie.

64. — Bien autrement précis et convaincants sont les observations réunies par W. Roux, dont les mesures, comme le fait remarquer Marey « mettent en lumière l'harmonie parfaite de la forme des muscles avec les conditions de leur travail ». Les variations de longueur des fibres sont ici comparées à l'étendue des mouvements que les muscles peuvent déterminer et il y a toujours corrélation entre ces deux éléments du phénomène. Lorsque les mouvements de pronation et de supination sont diminués d'étendue, par exemple, par une cause quelconque, la longueur des fibres du carré pronateur est toujours diminuée et peut être réduite à un sixième de sa valeur normale, dans le cas où les mouvements sont assez limités. J. Guérin a signalé, d'autre part, des cas inverses, dans lesquels la régénération en longueur des fibres musculaires était la conséquence d'une intervention chirurgicale qui avait rendu possible un raccourcissement plus considérable du muscle.

On est ainsi conduit à conclure que les fibres musculaires peuvent se transformer spontanément en tendons sur une partie de leur longueur et réciproquement, et que cette double transformation réciproque reconnaît comme cause directe la possibilité, pour le muscle, d'effectuer un raccourcissement maximum moins ou plus grand.

65. — Marey [1] a apporté, en faveur de cette opinion, l'appui de sa haute autorité, ainsi que des preuves tirées d'expériences directes qui manquaient encore et qui emportent la conviction.

Dans un lot de lapins, Marey choisit un certain nombre de sujets sur lesquels il réséqua environ la moitié de la longueur du calcanéum, tandis que les autres sujets du même lot furent conservés comme témoins. Après un an, on sacrifia l'un des animaux opérés et l'un des lapins témoins, sur lesquels on

---

[1] Marey. Des lois de la morphologie chez les anim., *Arch. de Phys.*, 1889.

mesura, pour les gastro-cnémiens, la longueur des fibres rouges et la longueur du tendon.

Les résultats furent les suivants :

	Lapin opéré.	Lapin normal.
Longueur du muscle.	27 mm	37 mm
» tendon.	50 »	36 »

La résection du calcanéum, en diminuant le bras de levier sur lequel agit le gastro-cnémien, avait réduit l'amplitude du déplacement du point d'insertion inférieure de ce muscle, et par suite diminué la valeur maxima du raccourcissement que ce muscle pouvait dès lors réaliser ; et l'on voit que ces conditions mécaniques nouvelles ont eu pour conséquence la transformation, sur une certaine longueur, de la partie contractile en tendon.

La réalité du rapport de cause à effet que nous venons d'indiquer, d'après Marey, est corroborée par une autre expérience, tout à fait analogue d'ailleurs, mais ayant porté sur un jeune chevreau.

Après une résection de 12 millimètres du calcanéum, ce qui devait correspondre plus tard, chez l'animal adulte à une diminution de 25^{mm} de la longueur de cet os, le chevreau fut conservé dans un enclos, en même temps qu'une chèvre jumelle destinée à servir de témoin. Au bout de deux ans, l'animal opéré fut sacrifié et ses gastro-cnémiens, mesurés avec soin, donnèrent une longueur de fibres rouges à peine différente de celle que l'on trouve chez un animal normal du même âge.

Mais ce résultat, loin de contredire la déduction tirée de l'expérience sur les lapins, en est au contraire la confirmation, comme le fait remarquer Marey.

« Le lapin procède par sauts, dans lesquels son pied se fléchit sur la jambe et s'étend tour à tour ; son calcanéum décrit un mouvement angulaire très étendu, et le raccourcissement de cet os, en diminuant le rayon de ce mouvement angulaire, diminue par conséquent le raccourcissement que le muscle réalise à chaque saut.

« Le chevreau, au contraire, marche sur la pointe de son sabot ; son pied reste constamment étendu sur la jambe, et le mouvement angulaire qu'exécute la calcanéum est si borné, que le changement de longueur de cet os est à peu près sans effet sur l'étendue du mouvement ».

Une seule circonstance a donc varié d'une expérience à l'autre, du lapin au chevreau, à savoir, la valeur de la diminution du déplacement angulaire de l'extrémité du calcanéum, ou de la diminution du raccourcissement du gastro-cnémien ; or le raccourcissement de la partie contractile du muscle a, dans les deux cas, été en rapport avec le raccourcissement musculaire.

66. — Deux faits sont donc nettement mis en lumière par les observations et les expériences que nous venons de rappeler :

1° Les fibres rouges d'un muscle peuvent se transformer spontanément en tendon sur une partie de leur longueur, pendant la vie et en un laps de temps suffisant, mais d'ailleurs relativement court ;

2° La cause de cette transformation réside dans une diminution du raccourcissement maximum que peut réaliser le muscle auquel ces fibres appartiennent.

Telle est la loi physiologique dont nous avons parlé au début de ce chapitre et qui énonce une modification réalisée spontanément dans le sens d'une réduction de dépense énergétique, comme il faut maintenant le montrer.

67. — Le travail dynamique fl, effectué par chaque fibre d'un muscle en activité, dépend de la force de contraction totale F qu'il a fallu réaliser et du chemin parcouru l, et la force f, toutes choses égales d'ailleurs, n'est nullement en rapport avec la longueur des fibres contractiles, mais seulement avec le nombre de ces fibres, c'est-à-dire avec la section du muscle. La valeur du travail extérieur produit est donc entièrement indépendante de la longueur des fibres rouges, et il ne saurait y avoir dépense plus ou moins grande d'énergie extérieure, lorsque survient seulement l'accroissement ou la diminution de longueur dont il a été question plus haut.

Mais l'énergie totale dépensée par l'organisme pour réaliser un acte mécanique n'est pas mesurée, en équivalence, par le seul travail extérieur effectué.

Tous les tissus de l'organisme, en effet, et le tissu musculaire en particulier, sont le siège de phénomènes chimiques incessants destinés à maintenir la vie, c'est-à-dire à assurer la continuité d'un bon état de fonctionnement. Il y a donc, même à l'état de repos de l'organe moteur, consommation d'une certaine quantité d'énergie de forme spéciale. Or cette consommation est évidemment proportionnelle au nombre des éléments histologiques constituants, c'est-à-dire à la section et aussi à la longueur du muscle.

Ce qui vient d'être dit pour le muscle au repos est également vrai pour le muscle en contraction. Quelle que soit, en effet, la nature du phénomène d'où résulte l'activité musculaire, cet état correspond à une dépense d'énergie, et cette dépense est évidemment encore proportionnelle au nombre des éléments histologiques, c'est-à-dire à la section en même temps qu'à la longueur du muscle.

Une longueur de fibre rouge supérieure à celle qui est nécessaire pour réaliser les divers actes, auxquels le muscle préside ou collabore, entraînerait donc, aussi bien à l'état de repos qu'à l'état de contraction, une dépense énergétique inutile, que la transformation d'une certaine longueur de substance contractile en tendon a pour effet de supprimer.

68. — Ces notions acquises, il est difficile de concevoir, comme l'admet Haughton, qu'un muscle triangulaire conserve immuablement une forme, c'est-à-dire une longueur de fibre rouge telle qu'il en résulte, pendant la contraction, une dépense inutile d'énergie. Les fibres non parallèles à la direction du déplacement, en effet, ne peuvent, comme nous l'avons montré, se raccourcir proportionnellement au raccourcissement de celle suivant laquelle le déplacement s'effectue; elles se trouvent dès lors dans des conditions mécaniques analogues à celles des fibres du carré pronateur, dans les cas de limitation des mouvements de pronation, ou du gastro-cnémien, dans les expériences de Marey. Sur ces fibres de muscle triangulaire, il devrait donc y avoir transformation de substance contractile en substance tendineuse jusqu'à ce que la loi des longueurs établie par Weiss se trouve réalisée.

69. — C'est là ce que Weiss s'est proposé de vérifier au moyen de mesures de longueur de fibres, mesures prises, non sur des muscles triangulaires, mais sur des muscles penniformes dont les fibres d'un même côté ne sont pas parallèles entre elles.

Il est d'ailleurs facile de s'assurer que, dans ce dernier cas, la condition grâce à laquelle la contraction du muscle n'entraînera aucune dépense inutile d'énergie est la même que pour un muscle triangulaire. Il n'y aura rien de changé, en effet, au point de vue mécanique, si l'on suppose que chacune des fibres est transportée, avec sa direction, au point où s'insère, sur la partie médiane, la première fibre de chacune des moitiés du muscle, ce qui réalise un muscle triangulaire, dans lequel on doit dès lors retrouver la loi des longueurs établie plus haut.

Or Weiss a obtenu des vérifications remarquables de ces prévisions et n'a rencontré d'exception que pour certains muscles qu'il a, avec raison, qualifiés de *pseudo-penniformes*, parce que, à un examen attentif, il a pu y reconnaître une constitution absolument différente de celle des muscles penniformes vrais.

Voilà donc de nouveaux exemples d'adaptation fonctionnelle des muscles par une loi de variation convenable de la longueur des fibres constituantes; mais la question des muscles réellement triangulaires, que Haughton a surtout considérés, n'est pas, pour cela, résolue par l'observation et de nouvelles recherches devront être faites à ce sujet.

70. — D'ailleurs, même dans le cas où les mesures de longueur de fibres prises par Haughton sur des muscles triangulaires seraient à l'abri de toute objection, et bien que les résultats de ces mesures de l'auteur anglais ne soient pas conformes à la loi de Weiss, il ne semble pas que l'on soit en droit de conclure sûrement à une adaptation fonctionnelle défectueuse et à une dépense inutile d'énergie.

Haughton, en effet, a considéré le muscle actif presque comme un corps élastique inerte, dont le fonctionnement peut être représenté par des formules mathématiques, tandis que Weiss a pris judicieusement pour guide, dans ses recherches, l'adaptation fonctionnelle de l'organe moteur. Toutefois cette adaptation a été cherchée exclusivement dans une variation convenable de la longueur des fibres d'un même muscle, alors qu'elle paraît, *a priori*, pouvoir être réalisée par la variation d'autres éléments, d'observation plus difficile, sur lesquels les données manquent encore, mais dont la considération ne peut être écartée, en raison de la nature du moteur dont on veut découvrir le mode de fonctionnement économique.

En effet, dans les travaux que nous venons de résumer, dans ceux de Weiss comme dans ceux de Haughton, il est toujours admis en principe que, au moment de la contraction générale d'un muscle, chacune des fibres, si elle était libre et indépendante se raccourcirait proportionnellement à sa longueur. L'identité de structure des diverses fibres d'un muscle donné serait sans doute une preuve suffisante de l'exactitude de cette hypothèse, si un muscle était absolument assimilable à un corps élastique inerte, et si sa contraction était un phénomène exclusivement physique; mais il n'en est rien. D'une part, en effet, les muscles n'entrent en activité qu'en recevant, par l'intermédiaire d'un nerf, une excitation partie des centres nerveux, et la contraction musculaire est d'autant plus grande que l'excitation reçue est plus intense ; d'autre part, ce que l'on sait actuellement des terminaisons des nerfs dans les muscles conduit à croire que chacune de ces terminaisons commande à une certaine masse de substance musculaire, et, puisque c'est l'excitation nerveuse qui détermine la contraction et par suite le raccourcissement, la valeur de celui-ci doit dépendre, toutes choses égales d'ailleurs, de l'étendue des territoires musculaires qui constituent le champ d'action de chaque terminaison nerveuse.

Dès lors, l'hypothèse de la proportionnalité du raccourcissement à la longueur, pour les fibres d'un même muscle, revient en réalité à admettre, d'une part, que les diverses fibres du nerf d'un muscle transportent toutes et toujours des excitations égales, ce qui est plausible, mais non démontré ; d'autre part que chaque fibre nerveuse commande à un même territoire musculaire, c'est-à-dire que l'innervation d'un muscle, rapportée à l'unité de longueur de fibre, est partout la même pour un même muscle, quelle qu'en soit la forme.

Ramenée à ces termes, l'hypothèse de la proportionnalité du raccourcissement à la longueur paraît moins évidente *a priori*, et il est permis de se demander si la répartition de l'innervation est absolument uniforme, quelle que soit la forme présentée par le muscle dans lequel on la considère.

C'est peut-être dans une différence de la richesse d'innervation qu'il faut chercher l'interprétation de ce fait que le raccourcissement maximum que peuvent subir certains muscles, de par leurs insertions, est pour les uns de 15 p. 100, pour les autres de 50 p. 100 de leur longueur totale au repos. Si l'on se reporte aux faits d'adaptation fonctionnelle par transformation des fibres rouges en tendons, de telles constatations sont en effet faites pour étonner; elles montrent tout au moins, nous semble-t-il, que la transformation des fibres en tendons n'est pas le seul procédé par lequel le moteur animé soit susceptible de s'adapter à sa fonction et il est dès lors permis de songer à une répartition de l'innervation différente d'un muscle à l'autre.

Cette hypothèse ne se heurte d'ailleurs, croyons-nous, à aucune des notions actuellement acquises sur cette question, et il n'y a dès lors rien d'irrationnel à l'étendre aux diverses parties d'un muscle triangulaire et à penser que, peut-être, le territoire propre de chaque terminaison nerveuse y est d'autant plus grand que le raccourcissement, s'il atteignait une valeur proportionnelle à la longueur de la fibre sur laquelle on le considère, entraînerait une dépense plus considérable d'énergie inutile, dans le cas d'une innervation uniforme.

71. — Il est également permis de se demander si, à l'hypothèse d'une excitation centrale égale transmise par les diverses fibres nerveuses d'un même muscle, c'est-à-dire d'une même unité musculaire anatomique, on ne peut substituer, dans certains cas tels que celui que réalise un muscle triangulaire, l'hypothèse d'une excitation variable en intensité avec la région du muscle où cette excitation aboutit. L'influx nerveux, en effet, est rigoureusement localisé dans les filets qui le reçoivent des parties centrales, sans diffusion dans les filets voisins, et l'observation ne nous a pas encore appris s'il y a une limite inférieure à cette différentiation de voies de conduction centrifuge. On sait au contraire aujourd'hui que chaque unité nerveuse périphérique aboutit, sans solution de continuité, et en conservant son individualité, à une unité centrale, un neurone.

Sans doute, l'observation clinique, pas plus que les expériences relatives à la recherche du siège de centres des mouvements, ne nous fournissent des confirmations rigoureuses de notre hypothèse ; mais ce sont là, en somme, méthodes d'exploration insuffisantes, en raison des faits qu'il y aurait à constater.

Il y a lieu, par contre, de rappeler ici deux faits qui, s'ils ne sont pas entièrement probants, militent cependant en faveur de notre manière de voir. D'une part, l'exploration électrique révèle fréquemment, dans les diverses parties d'un même muscle large, des caractères d'excitation nettement distincts, ce qui montre qu'il existe au moins une certaine indépendance entre des parties minimes et adjacentes d'un même muscle. D'autre part, l'auto-correction astigmatique ne paraît explicable que par une contraction isolée de minces faisceaux de fibres méridiennes du muscle ciliaire. Or, de là à notre hypothèse d'excitations volontaires d'intensité inégale reçues par les diverses fibres d'un même muscle, il n'y a de différence que du plus au moins, quant au nombre des éléments musculaires pouvant constituer un groupe à excitation indépendante, et il est dès lors permis de dire tout au moins qu'une telle hypothèse ne se heurte à aucun fait connu.

72. — Il est même à remarquer que cette hypothèse répond assez exactement à cette loi que Chauveau a établie par l'expérience relativement au fonctionnement du moteur animé : l'élasticité réelle d'un muscle contracté est proportionnelle à la charge qu'il supporte. Il résulte de cette loi, en effet, qu'il y a correspondance entre la force de contraction d'un muscle et la charge à laquelle cette force doit faire équilibre, celle-ci pouvant dès lors être regardée comme une sorte d'excitant mécanique indirect vis-à-vis de celle-là. C'est peut-être par ce mécanisme que, dans l'apprentissage d'un exercice nouveau, nous arrivons à reconnaître quels sont ceux de nos muscles dont l'intervention est seule utile. Après avoir fait intervenir au hasard des groupes musculaires divers, et même antagonistes, faute d'indications expérimentales que nous n'avons pu avoir encore, nous sommes amenés à relâcher ceux des muscles excités sur lesquels la force extérieure n'exerce aucune action, ceux sur lesquels n'agit pas cet excitant mécanique indirect ; nous sommes conduits également à faire intervenir chacun des muscles utiles proportionnellement à la part d'excitation qui lui vient de la décomposition de la force extérieure suivant les lois ordinaires de la mécanique et réalisons ainsi sûrement le fonctionnement économique de l'organisme.

Rien ne s'oppose, semble-t-il, à ce que l'on applique ces mêmes considérations aux muscles triangulaires. Chacune des fibres constituantes recevrait ainsi une part d'excitation représentée proportionnellement par la valeur de la composante qui existerait suivant sa direction, si la force extérieure, la résistance, était décomposée en forces élémentaires dont le nombre serait égale à celui des fibres et dont les directions seraient celles des fibres elles-mêmes ; chacune de ces fibres se contracterait dès lors, proportionnellement non plus à sa longueur, mais à la part d'excitation qu'elle reçoit. Si toute dépense inutile d'énergie n'est pas encore ainsi entièrement supprimée, il suffirait au muscle de s'adapter à un fonctionnement économique, soit par une variation de longueur, qui ne devrait plus obéir à la loi de Weiss, soit par une répartition convenable de l'innervation.

73. — D'autre part, les faits observés par W. Roux et ceux que Marey a provoqués par l'expérience, ne peuvent pas être invoqués contre cette hypothèse que l'adaptation fonctionnelle d'un muscle peut être réalisée par l'organisme grâce à un procédé différent de celui qui consiste en une variation de longueur de fibre rouge.

Il s'agit, en effet, dans ces divers cas, de muscles d'abord normalement constitués, en tant que longueurs primitives de fibres rouges, longueur des tendons et répartition de l'innervation. A la suite des circonstances accidentelles et locales qui ont modifié les conditions mécaniques de l'action du muscle, des modifications sont survenues et ont été constatées dans la grandeur de deux des éléments précédents, longueurs relatives des parties contractiles et tendineuses. Mais, en toute rigueur, ces faits n'ont de signification que par rapport aux circonstances dans lesquelles ils se sont produits et au résultat pour la réalisation duquel ils ont pris naissance ; c'est, dès lors, nous semble-t-il, dépasser les limites de l'induction expérimentale permise que de vouloir découvrir dans ces faits le seul et unique processus par lequel puisse être obtenue l'adaptation du muscle à un fonctionnement économique, en tant que dépense intérieure ou extérieure d'énergie. D'une part, les faits en question se rapportent, en effet, à une variation de longueur de fibre rouge concomitante à une variation de raccourcissement maximum déterminée par une variation accidentelle d'étendue de mouvements de leviers osseux ; d'autre part, ces modifications ont pour effet, non pas de diminuer la quantité d'énergie dépensée et mesurée par équivalence, au moyen du travail mécanique produit, mais seulement, comme nous l'avons déjà fait remarquer, de réduire la dépense énergétique qui correspond à l'entretien de l'organe moteur, même lorsque celui-ci est au repos.

Dans l'étude du mode de fonctionnement économique des muscles triangulaires au contraire, il s'agit d'organes, fonctionnant dans des conditions mécaniques normales, dont la forme générale, comme les divers éléments, résultent d'une longue évolution, et leur état d'adaptation fonctionnelle est recherchée par rapport à l'état actif, c'est-à-dire à la production de travail mécanique extérieur.

Il existe donc des différences très nettes et bien caractéristiques, aussi bien quant aux circonstances ambiantes qu'en ce qui concerne le but à atteindre, entre les muscles auxquels se rapportent les observations de W. Roux et les expériences de Marey et les muscles triangulaires considérés par Haughton ; dès lors, il ne nous paraît pas rationnel de vouloir retrouver sur ces derniers les particularités que les premiers ont présentées. En d'autres termes, si l'on prend en considération l'énergie dépensée à l'état de repos, il est indiscutable que, par suite de sa nature intime, l'organe moteur réalise, en quelque sorte extemporanément, au moyen d'une transformation de tissu contractile en tissu tendineux ou réciproquement, et non en modifiant la topographie de son innervation, une adaptation fonctionnelle meilleure par rapport à des circonstances mécaniques accidentellement modifiées; mais rien ne dit que l'organisme n'ait pu, par une longue évolution, mettre en œuvre d'autres procédés, et acquérir des caractères, fixés ensuite par l'hérédité, en vertu desquels le muscle présente une adaptation fonctionnelle plus parfaite aux conditions normales de son action, en ce qui concerne la production de travail extérieur.

74. — Voilà bien des hypothèses, qui compliquent singulièrement la question, alors que celle-ci paraissait relativement simple, à s'en tenir aux conditions dans lesquelles sa solution a été poursuivie jusqu'à maintenant. Sans doute, ces hypothèses ne sont nullement démontrées ; mais elles ont du moins le mérite de tenir compte de la nature intime du moteur animé, de rendre à la question son vrai caractère physiologique et d'écarter plus complètement l'erreur de principe qui résulte d'une assimilation trop schématique du muscle actif à un corps élastique inerte.

Un muscle, contracté sous une certaine intensité constante d'excitation nerveuse, est sans doute assimilable dans une certaine mesure à un corps élastique inerte et l'on peut espérer que la formule classique de l'élasticité de traction

$$F = ES \frac{\lambda}{L}$$

représente, comme pour celui-ci, la relation qui lie l'allongement λ à la charge F ; toutefois ce n'est là qu'une présomption qui a besoin d'une confirmation expérimentale, fournie d'ailleurs par les expériences de Chauveau.

Mais il serait irrationnel *a priori*, et faux d'ailleurs, d'admettre que le *coefficient* E a la même signification dynamique dans le muscle que dans le corps inerte, et que l'élasticité, ou plus exactement la résistance à l'allongement, est due aux mêmes forces moléculaires dans les deux cas. On commettrait encore une erreur de principe évidente, si l'on pensait que la force élastique F ne peut varier, dans un muscle déterminé, que par une variation de l'allongement λ, ainsi qu'il en est pour un corps inerte donné ; la force élastique d'un muscle, en effet, peut être très variable, pour un même raccourcissement, et c'est là un caractère distinctif et essentiel qui montre combien profondément doivent différer entre eux les deux ordres de phénomènes quant à ce mécanisme intime de production, dont les recherches, encore en cours, de Chauveau, nous ont déjà révélé bien des secrets, comme nous le verrons dans le chapitre suivant.

75. — En résumé donc, il y a lieu, croyons-nous, de tenir compte de bien des circonstances quand on veut s'assurer de l'adaptation fonctionnelle des muscles ; il nous semble, par suite, que, dans quelques-unes des recherches poursuivies à ce sujet, en évitant de considérer, parmi les causes agissantes, celles qui donnent au phénomène son caractère essentiel, on a à tel point simplifié les conditions du problème, que les résultats ne peuvent avoir qu'une valeur très relative.

Nous avons, dans ce qui précède, montré les difficultés de la question ; il faut encore, pour en concevoir la complexité réelle, pénétrer, à la suite de Chauveau, dans le mécanisme du moteur et acquérir des notions nouvelles et des éléments nouveaux d'appréciation dont on ne pouvait, jusqu'à ces dernières années, soupçonner l'importance, ni même l'existence.

L'ÉNERGÉTIQUE ANIMALE D'APRÈS L'ŒUVRE DE CHAUVEAU

L'ÉNERGIE PHYSIOLOGIQUE ET SES VARIATIONS AVEC LE RACCOURCISSEMENT ET AVEC LA CHARGE. LES TRAVAUX CONNEXES. LE TRAVAIL D'EXCITATION NEURO-MUSCULAIRE. LA MULTIPLICITÉ DES CAUSES DE DÉPENSE D'ÉNERGIE PAR LE MOTEUR ANIMÉ. ETUDE DE QUELQUES ACTES MÉCANIQUES EN TENANT COMPTE DE CES DIVERSES DÉPENSES. LA CONTRACTION BALISTIQUE DE P. RICHER ; LES MOUVEMENTS DU GLOBE OCULAIRE. SOUTIEN D'UN POIDS SUSPENDU A LA MAIN ET SOUTIEN DU POIDS DU CORPS A LA BARRE DU TRAPÈZE.

76. — Il était réservé à Chauveau de découvrir la grande et véritable voie de pénétration dans ce domaine de l'énergétique musculaire, au seuil duquel étaient venu s'échouer les tentative de tant d'illustres physiologistes. Si l'œuvre, toujours poursuivie infatigablement depuis plusieurs années, est d'ailleurs incomplète encore, cela tient en partie à l'insuffisance des données préalables que les efforts des générations antérieures ont pu réunir jusqu'à ce jour ; mais cette œuvre est du moins définitive dans les parties qui en sont actuellement édifiées.

La conception si simple de Chauveau relative à la production du travail mécanique par le moteur animé domine toute l'énergétique animale et en particulier la question restreinte à laquelle ces pages sont consacrées. Il semble donc qu'il eut été préférable de la résumer tout d'abord, afin de pouvoir tenir compte des notions capitales qu'elle fournit, dans l'appréciation des divers actes mécaniques par la considération desquels nous avons cherché à connaître le mode de fonctionnement du moteur humain au point de vue économique.

Mais en réalité c'eût été, sans utilité, aborder la question par son côté le plus complexe, car les indications que nous avons dégagées des actes mécaniques considérés sont indépendantes de la nature et du nombre des transformations énergétiques qui s'opèrent dans un muscle pour aboutir à la production du travail extérieur.

77. — Cette remarque s'applique, en particulier, au cas des pêcheuses de Haughton. Il s'agit là, en effet, de la marche considérée dans son résultat, transport du moteur par le moteur lui-même, c'est-à-dire en somme d'un acte que l'on peut regarder comme toujours identique à lui-même dans tous ses éléments connus et inconnus, quelle que soit la nature du sol sur lequel il est effectué, au moins dans certaines limites de dépense totale d'énergie. Les indications que nous avons tirées du caractère géométrique présenté par le chemin spontanément suivi par les pêcheuses sont par suite indépendantes de la nature même du moteur, et la dépense minima d'énergie correspond bien à la condition

$$\frac{\sin i}{\sin r} = \frac{v}{v'}.$$

De ce que le moteur animé se conforme à cette condition dans son déplacement, il est donc incontestable qu'il a choisi le chemin le plus économique au point de vue de la dépense d'énergie.

Les renseignements que nous avons puisés dans la recherche des circonstances, au cours desquelles les muscles antagonistes interviennent simultanément ou isolément, sont de même indépendants de la nature du moteur et leur exactitude est par suite absolue.

Il eût été inutile encore de faire intervenir les caractères énergétiques spéciaux du muscle pour étudier l'influence qu'exerce sur le fonctionnement économique la forme, si variable, de l'organe moteur que chaque muscle constitue.

Sans doute, comme nous l'avons montré dans le chapitre précédent, la considération de la forme seule est insuffisante pour décider de la valeur économique d'un muscle déterminé ; mais l'influence que cet élément géométrique, la forme, exerce par lui-même sur la dépense d'énergie est en réalité indépendante de la nature du moteur et peut dès lors être appréciée avec les seules données de la mécanique des corps inertes.

Nous devons maintenant considérer le muscle en lui-même, en tant qu'organe moteur, indépendamment de sa forme et des conditions mécaniques dans lesquelles son action s'exerce, c'est-à-dire ne nous préoccuper que de sa nature, chercher les conditions dont cette nature nécessite la réalisation pour qu'il y ait dépense minima d'énergie, puis voir si, dans nos actes volontaires, nous nous conformons aux lois que nous aurons ainsi établies. Il est nécessaire pour cela de résumer d'abord, dans quelques-unes de ses parties, l'œuvre magistrale de Chauveau sur l'énergétique animale. Nous serons allé, en somme, du composé au simple au point de vue mécanique, mais par contre du simple au composé en ce qui concerne le côté physiologique de la question étudiée.

78. — Un muscle en état de contraction offre une résistance à l'allongement, variable avec diverses circonstances, et revient à sa longueur primitive, lorsque la force qui l'a allongé cesse d'agir.

C'est ce double fait que Chauveau traduit en disant que « le muscle contracté est un organe qui a subitement acquis une très grande élasticité. J'entends, ajoute Chauveau, m'en tenir aux termes de cette formule brute et laisser de côté tout examen du mécanisme des actions moléculaires qui constituent la contraction du muscle, c'est-à-dire la constitution de son élasticité active. »

Nous avons d'autre part, en invoquant, comme d'Arsonval l'a fait le premier, des phénomènes physiques bien connus, ceux qui engendrent la tension superficielle des liquides, montré nous-même [1] comment il était possible de concevoir ces changements brusques et considérables de résistance à la déformation, en quelles régions du muscle se trouvaient localisées les forces moléculaires, d'intensité très variable, auxquelles on doit rapporter les variations de l'élasticité, et assigné le sens physique spécial qu'il fallait attribuer à cette expression. Mais ces considérations accessoires sont inutiles ici, et nous n'aurons à invoquer que la conception de Chauveau et les faits, d'ailleurs rigoureusement établis par l'expérience, qui en découlent.

79. — La contraction ne pouvant se produire sans un changement de forme du muscle, c'est-à-dire sans un nouvel arrangement des éléments constituants de l'organe moteur, celui-ci effectue une certaine quantité de travail interne et consomme

---

[1] A. Imbert. Mécanisme de la contraction musculaire, etc., *Arch. de Physiologie*, 1897.

de l'énergie par le seul fait de son passage de l'état de repos à l'état d'activité.

D'autre part, lorsque le muscle contracté subit, sous l'action d'une charge extérieure, un allongement qui lui fait reprendre sa longueur primitive, le travail interne de la contraction est alors détruit et sa disparition correspond au travail dynamique extérieur correspondant à l'action de la charge qui a allongé le muscle.

Or, en vertu du principe de l'équivalence qui régit toutes les transformations énergétiques, quelles que soient d'ailleurs les formes de l'énergie initiale et de l'énergie finale, le travail dynamique extérieur correspondant à l'action de la charge, c'est-à-dire à l'allongement du muscle, doit être équivalent au travail interne disparu, c'est-à-dire au travail interne qui s'était traduit par la contraction musculaire.

Il résulte de là le moyen d'évaluer en travail dynamique, par voie de transformation, le travail interne du muscle, de nature dynamique aussi, mais dont on ne pouvait obtenir l'évaluation directe, faute de renseignements sur la nature et le mode d'action des forces moléculaires d'où résulte la contraction.

80. — Telles sont les considérations, aussi simples que rigoureuses en principe, d'où est parti Chauveau pour étudier expérimentalement le travail interne de la contraction musculaire.

Il était d'ailleurs à désirer que les muscles, sur lesquels les recherches seraient faites, fussent dans les conditions physiologiques normales. Aussi Chauveau a-t-il expérimenté sur les fléchisseurs de l'avant-bras de l'homme, réalisant d'autre part des dispositions expérimentales telles que les conditions mécaniques de l'action de ces muscles restassent sensiblement constantes pendant les expériences, et que le biceps et le brachial antérieur fussent les seuls actifs.

Le bras étant vertical et l'avant-bras étant fléchi sous l'action d'une certaine charge, on ajoutait successivement des surcharges et l'on mesurait les allongements successifs des muscles en activité, par le déplacement, sur un arc de cercle, d'une tige rectiligne qui prolongeait l'avant-bras. Pour que les résultats des expériences fournissent, d'ailleurs, les renseignements que l'on voulait obtenir, il était nécessaire que le sujet maintînt constante, pendant toute la durée des observations, l'intensité de l'excitation volontaire qui réalisait la contraction des muscles actifs.

Les choses ainsi disposées, il fut constaté que, quelle que fût la charge primitive, d'ailleurs constante pendant chaque série de déterminations, le muscle s'allongeait toujours de la même longueur lorsqu'on ajoutait une même surcharge. En d'autres termes, la longueur du muscle contracté étant L, et P étant la charge primitive supportée, l'addition d'une surcharge p à la charge primitive P, faisait prendre au muscle une longueur $L + l$, et l'addition d'une surcharge $2p$ à la charge primitive P allongeait le muscle jusqu'à la longueur $L + 2l$, etc.

Or, on a vu que le travail dynamique, correspondant à l'action d'une force extérieure qui allonge un muscle contracté, représente, par équivalence, le travail interne que le muscle avait dû effectuer pour réaliser le raccourcissement que la force extérieure a fait disparaître. Mais ce travail correspondant à l'action de la force extérieure (surcharge p) est constant dans chacune des parties de l'expérience, puisque l'addition d'une même surcharge p allonge toujours le muscle de la même quantité ; en conséquence le travail interne qui correspond à un même raccourcissement, est constant dans les conditions de l'expérience (charge primitive P constante). En d'autres termes, lorsqu'un muscle se raccourcit tout en supportant une charge constante, le travail interne correspondant est le même pour chaque raccourcissement de même valeur, et par suite la valeur totale du travail interne, effectué par le muscle raccourci, est proportionnelle au raccourcissement total.

81. — Il faut encore chercher quelle est, toutes choses égales d'ailleurs, l'influence de la charge elle-même sur la quantité de travail interne.

A cet effet, il suffit de recommencer les expériences que nous venons de résumer, mais en faisant supporter aux muscles des charges 2P, 3P.., et de chercher la valeur de la surcharge qu'il faut chaque fois ajouter pour déterminer un même allongement.

Or l'expérience montre que, pour obtenir un même allongement, il faut ajouter une surcharge p, si la charge primitive est P, une surcharge $2p$, quand la charge primitive est 2P, une surcharge $3p$, lorsque la charge primitive est 3P, etc. Le travail extérieur correspondant à l'addition des surchages p, $2p$, $3p$... étant proportionnel aux nombres 1, 2, 3... puisque l'allongement est chaque fois le même, le travail interne, correspondant à un même raccourcissement, varie lui-même suivant les nombres 1, 2, 3... dans les conditions de l'expérience, c'est-à-dire lorsque la charge primitive varie elle-même proportionnellement aux nombres 1, 2, 3...

En d'autres termes, et toutes choses égales d'ailleurs, le travail interne correspondant à la contraction musculaire est proportionnel à la charge sous laquelle le muscle se contracte. Aussi Chauveau assimile-t-il l'influence de la charge à un coefficient par lequel il faut multiplier le raccourcissement pour obtenir la valeur proportionnelle du travail interne correspondant.

Dans deux muscles, par exemple, de même longueur primitive, qui se sont raccourcis de la même quantité, l'un sous la charge P, l'autre sous la charge double 2P, il existe, sous forme de travail interne, une quantité d'énergie qui, chez le second, est double de celle qui est emmagasinée dans le premier. Lorsque, grâce à l'action d'une force extérieure, on transformera, par voie d'équivalence, en travail dynamique extérieur cette énergie interne emmagasinée, le second de ces muscles pourra fournir une quantité double d'énergie mécanique extérieure. Et ces conclusions, il importe de le remarquer, sont indépendantes de toute hypothèse, mais basées uniquement sur l'observation expérimentale et sur le principe, depuis longtemps incontesté, de la conservation de l'énergie.

82. — Ces premières notions acquises, il y a lieu de se demander de quelle forme de l'énergie dérive ce travail interne, cette *énergie physiologique*, pour employer l'heureuse expression de Chauveau, dont la transformation donne naissance à l'énergie dynamique extérieure. Or des faits expérimentaux multiples conduisent à regarder les actions chimiques comme représentant la forme énergétique antécédente qui se transforme en travail interne.

Chauveau, en effet, a constaté, par exemple, qu'un muscle en activité est traversé par une quantité de sang cinq fois plus considérable que celle qui passe à travers ce même muscle au repos.

Un muscle absorbe, lorsqu'il est en état de contraction, vingt fois plus d'oxygène, pendant un temps donné, que lorsqu'il est à l'état d'inactivité.

Un muscle brûle, pendant un temps donné, trente-cinq fois plus de carbone à l'état d'activité qu'à l'état de repos.

L'état d'activité du muscle, c'est-à-dire la production de travail musculaire, s'accompagne donc d'une suractivité des actions chimiques internes, et c'est à cette dépense d'énergie chimique qu'il faut rapporter, par voie de transformation équivalente, l'énergie physiologique interne dont nous avons constaté l'existence dans un muscle en contraction.

On ne peut dire, il est vrai, s'il y a transformation directe de l'énergie chimique en énergie physiologique. Peut-être, comme le pense d'Arsonval, une forme intermédiaire de l'énergie prend-elle naissance, forme dont on n'a guère cherché encore systématiquement l'existence, probablement en raison des difficultés spéciales qui résultent des conditions dans lesquelles elle prend naissance, si elle existe réellement.

Les réactions chimiques, en effet, engendrent l'énergie électrique qui se transforme elle-même en énergie calorifique, soit dans un circuit extérieur si l'expérience est disposée de telle sorte que l'énergie électrique puisse y être canalisée, soit au sein même des corps réagissants lorsque, comme dans le cas du zinc impur et de l'eau acidulée, l'énergie électrique ne peut être recueillie à l'extérieur. Il est par suite possible que le moteur animé fonctionne comme transformateur électrique à une certaine période de la succession des phénomènes énergétiques dont s'accompagne sa contraction ; mais il y a là, en somme, un anneau, que l'on n'a pu découvrir encore, dans la chaîne qui va de l'énergie chimique initiale à l'énergie dynamique extérieure qui est comme le but ultime de la contraction.

A s'en tenir donc aux faits bien établis, on peut dire, avec Chauveau, que la succession des formes de l'énergie, dans la contraction musculaire, est la suivante :

Énergie chimique ; énergie physiologique ; énergie dynamique.

Peut-être cette formule manque-t-elle encore, ainsi que nous l'avons fait remarquer, de quelque terme intermédiaire ; mais il est heureusement inutile d'avoir sur ce sujet des connaissances plus complètes pour poursuivre, comme l'a fait Chauveau, l'étude de l'énergétique animale, et celle du point particulier dont nous nous occupons.

83. — Dans cette manière dont Chauveau est arrivé à concevoir l'évolution de l'énergie dans le moteur animé, la chaleur n'apparaît nulle part comme une forme énergétique intermédiaire, et cependant il existe, dans le muscle qui a travaillé,

une certaine quantité d'énergie calorifique, dont Chauveau n'a pas manqué de rechercher l'origine, qu'il a d'ailleurs précisée de merveilleuse façon.

Après les considérations préliminaires que nous avons présentées plus haut, nous arrivons ici à une partie de l'œuvre de Chauveau qui va nous fournir les notions indispensables pour l'étude du fonctionnement économique de l'organisme considéré comme moteur.

En répétant les expériences qui l'ont conduit à établir les lois de la proportionnalité du travail interne, ou de l'énergie physiologique, au raccourcissement et à la charge, et en pratiquant, au moyen de thermomètres très sensibles, l'exploration cutanée des muscles en activité, Chauveau s'est assuré que l'échauffement de l'organe se produit après le retour du muscle au repos. Il a pensé dès lors, sauf à demander à l'expérience la confirmation de cette explication, que la chaleur ainsi apparue était le résultat de la transformation en énergie calorifique de la quantité de travail interne qui n'avait pas été utilisée, c'est-à-dire transformée en travail dynamique extérieur; cette énergie interne, inutilisée extérieurement, abandonnerait, au moment ou le muscle revient au repos, la forme physiologique pour revêtir, par voie d'équivalence, celle qui correspond à l'énergie calorifique.

Cette forme, dégradée disent les physiciens, apparaît donc, non comme forme intermédiaire dans les transformations énergétiques dont le muscle est le siège, mais comme un résidu.

S'il en est réellement ainsi, la quantité de chaleur qui apparaît dans un muscle, à la fin de la contraction, doit être proportionnelle à la quantité de travail interne inutilisé dont elle provient par voie d'équivalence.

Soit dès lors un muscle qui, sous un même raccourcissement, soutient successivement des charges croissantes; on sait que la quantité de travail interne, emmagasinée dans le muscle, va en augmentant avec la charge soutenue. Par suite, dans la théorie de Chauveau, la chaleur due à la transformation de ce travail interne, lorsque la contraction cesse, doit être proportionnelle à la charge que le muscle soutient.

Or, dans un cas où les charges soutenues avaient été successivement 1, 2 et 5 kilogrammes, les échauffements consécutifs furent 0°,25, 0°,58, 1°,15. Ces élévations de température pouvant d'ailleurs être regardées comme sensiblement proportionnelles aux quantités de chaleur engendrées dans les muscles explorés, puisque le poids et la chaleur spécifique de ces muscles sont sensiblement invariables, les nombres fournis par l'expérience peuvent être regardés comme présentant, avec les prévisions, une concordance assez grande pour constituer une vérification de la proportionnalité du travail interne à la chaleur engendrée par le retour du muscle au repos. Chauveau d'ailleurs a obtenu, par de multiples expériences analogues, tout autant de confirmations expérimentales semblables à celle que nous venons de citer.

84. — L'expérience permet de même de constater qu'un muscle s'échauffe inégalement lorsqu'il revient au repos après avoir soutenu, pendant le même temps, une même charge sous des raccourcissements successivement croissants. L'élévation de température, et par suite la quantité de chaleur engendrée, est alors d'autant plus grande que le muscle est plus raccourci, ce que confirme, au degré d'exactitude près ce que l'on peut espérer rencontrer dans des recherches de ce genre, la proportionnalité de l'échauffement au degré de raccourcissement, et par suite à la quantité de travail interne non transformé en travail dynamique extérieur, c'est-à-dire non utilisé.

85. — Ajoutons encore que, dans le cas où le muscle effectue, non plus un simple travail de soutien, comme dans les expériences que nous venons de rappeler et dont nous avons cité quelques résultats numériques, mais un travail dynamique au sens mécanique habituel du mot, Chauveau a pu s'assurer encore, par l'expérience, de la transformation, par voie d'équivalence, de l'énergie physiologique non utilisée en énergie calorifique, au moment du relâchement musculaire.

On doit donc regarder comme vérifiée la théorie de Chauveau d'après laquelle le travail dynamique extérieur résulte, par voie d'équivalence, de la transformation du travail interne de la contraction, tandis que la chaleur représente l'équivalent de ce travail interne non transformé ; il ne s'agit pas là d'hypothèses heureuses et plausibles, mais d'une conception qui est rigoureusement d'accord avec les faits, puisque les conséquences en sont exactement vérifiées par l'expérience.

86. — De ces faits bien établis, découlent immédiatement des notions précises, pas même soupçonnées jusqu'alors, quant au rendement du moteur animé.

On avait, en effet, généralement admis, au moins implicitement et par une analogie qu'il paraissait superflu de justifier, que le rendement du moteur animé était un élément fixe et caractéristique de la nature du moteur, comme il arrive pour tous les moteurs non animés. Or, il n'en est rien.

Considérons, en effet, un muscle qui effectue un même travail statique (soutien d'une même charge pendant le même temps) sous des raccourcissements différents, ou un travail dynamique constant (soulèvement d'un même poids d'une même hauteur verticale) entre des limites différentes de raccourcissement. D'après la théorie de Chauveau, la quantité de travail interne non utilisée est chaque fois variable et le rendement de ce moteur animé ne présente donc pas une valeur constante. D'une manière générale, la quantité d'énergie physiologique existant dans le muscle et non utilisée, sera d'autant moins grande que le raccourcissement du muscle est plus faible, dans le cas de soutien d'une charge, ou que les raccourcissements extrêmes entre lesquels fonctionne ce moteur sont moindres, dans le cas de production de travail dynamique extérieur ; par suite le moteur animé fonctionne d'autant plus économiquement qu'il se raccourcit moins.

Le rendement du moteur animé est donc un élément variable avec certaines circonstances du fonctionnement de ce moteur et c'est dans cette variabilité qu'il faut chercher en partie l'explication des différences, allant du simple au double, que présentent les déterminations expérimentales de physiologistes qui se nomment Hirn, Fick, Heidenhain, Helmholtz.

87. — Il importe de remarquer dès maintenant que, sauf dans certains cas, c'est-à-dire dans certaines conditions mécaniques extérieures qu'il n'est pas en notre pouvoir de modifier, nous pouvons effectuer un même acte mécanique sous des raccourcissements divers des muscles actifs, et faire travailler ceux-ci dans des conditions variables de rendement. Il résulte de là que les faits établis par Chauveau constituent la base même de l'étude du fonctionnement économique du moteur animé.

Il semble d'ailleurs qu'il soit facile de s'assurer du degré d'économie énergétique que nous réalisons dans tout travail effectué par nos muscles, puisqu'il paraît suffire de mesurer le degré de raccourcissement sous lequel ces muscles travaillent.

Mais, en réalité, la question n'est pas aussi simple comme nous allons le montrer.

Nous n'avons, en effet, considéré jusqu'ici que le muscle en lui-même, en tant qu'organe pouvant acquérir une élasticité variable, sans nous préoccuper de la cause initiale de ces modifications intimes, ni des phénomènes accessoires qui accompagnent, dans l'organisme, la contraction musculaire, tous faits qui correspondent, comme on le verra, à autant de causes de dépense d'énergie. Il est donc nécessaire de compléter à ce double point de vue, toujours d'après les recherches de Chauveau, l'étude préalable de l'énergétique animale, que nous n'avons faite encore qu'en ce qui concerne le travail propre du muscle.

88. — Tout d'abord, l'activité du muscle est provoquée par l'intervention d'une excitation centrale, ce qui représente une consommation énergétique sous l'une des formes les plus obscures que puisse revêtir l'énergie. « Il est impossible, dit Chauveau, de se procurer actuellement rien de précis sur la nature du travail neuro-musculaire. Nous savons seulement qu'au niveau de chaque plaque nerveuse terminale le faisceau musculaire reçoit du nerf l'impulsion excitatrice de l'état de contraction et l'impulsion inverse qui fait cesser cet état. Donc, il y a là un travail intime des plus intéressants, mais aussi des plus obscurs dans son mécanisme. Il n'y aurait rien à gagner à discuter ce sujet avec nos connaissances du moment. Tout ce que l'on peut tenter avec fruit, c'est de mettre en évidence les conditions qui permettent d'apprécier la valeur relative de la dépense énergétique engagée dans ce travail intime tout spécial. Il est vrai que c'est là le point essentiel de son étude et que ce point présente une importance considérable. »

Mais il est nécessaire de faire remarquer, avant d'aller plus loin, que l'énergie physiologique et le travail extérieur du muscle ne sont pas reliés à la forme spéciale de l'énergie à laquelle correspond le travail d'excitation neuro-musculaire par des transformations énergétiques, même multiples, qui se produiraient toutes par voie d'équivalence, pas plus que la contraction musculaire provoquée par une excitation électrique ou mécanique ne représente l'équivalent énergétique de l'énergie électrique ou dynamique dépensée par l'excitation.

Sans doute, il y a relation de cause à effet entre la contraction musculaire et l'excitation nerveuse, quant à l'existence même de ces phénomènes, mais il n'y a pas relation d'équivalence quant à leur valeur énergétique respective, c'est-à-dire à la quantité d'énergie, de formes diverses, que chacun d'eux consomme.

Le choc ou l'étincelle électrique qui détermine l'explosion d'une masse de dynamite n'est pas l'équivalent dynamique du travail que l'explosion peut produire; il n'y a pas davantage équivalence entre les énergies calorifique et mécanique, engendrées par la combinaison avec explosion d'un mélange de Cl et d'H, et l'énergie contenue dans le faisceau de lumière auquel cette explosion est due.

De même, dans l'ordre des phénomènes biologiques, les mouvements que divers agents physiques peuvent provoquer dans une masse de protaplasma ne représentent nullement l'équivalent énergétique de l'énergie physique particulière qui les a provoqués, pas plus qu'il n'y a une telle équivalence entre les mouvements analogues d'une masse d'huile et les agents physiques auxquels ils sont dus. On peut par suite concevoir un moteur dans lequel l'énergie physiologique serait engendrée par une cause extérieure au moteur même, ce qui n'entraînerait pour celui-ci aucune dépense accessoire d'énergie ; et un tel moteur ne différerait peut-être pas essentiellement de nos muscles qui sont, faiblement il est vrai, mais en somme directement excitables par la lumière, comme l'a constaté d'Arsonval. A ce point de vue, le moteur complexe que nous constituons ne diffère du précédent que par son autonomie ; il peut fonctionner et produire du travail indépendamment de toute cause extérieure agissant directement sur lui, et l'excitation neuro-musculaire apparaît ainsi comme l'analogue de cette cause extérieure dont nous avons imaginé la nécessité, et dont l'intervention est d'ailleurs réellement nécessaire pour la production des mouvements du moteur simple que l'on peut voir dans une masse de protoplasma. Cette cause initiale de mouvement, qui ne représente pas une dépense d'énergie propre au moteur, quand elle est extérieure, doit au contraire être prise en considération lorsqu'il s'agit du moteur animal, puisqu'elle réside dans l'organisme ; mais pas plus dans un cas que dans l'autre, il ne saurait y avoir d'équivalence énergétique entre deux phénomènes qui sont cependant la conséquence l'un de l'autre.

C'est donc une relation limitée à l'existence même du phénomène cause et du phénomène effet, que Chauveau suppose exister entre l'excitation neuro-musculaire et l'énergie physiologique engendrée dans le muscle ; et des faits multiples, observés indépendamment de toute préoccupation relative à la conception de Chauveau, justifient cette manière de voir s'ils n'en démontrent pas rigoureusement l'exactitude. Si l'on injecte par exemple dans un muscle en état normal le produit obtenu par la trituration d'un muscle fatigué qui ne répondait plus ou qui répondait mal à une excitation, le muscle injecté se comporte comme le muscle fatigué et une excitation neuro-musculaire n'est plus suivie de la même production d'énergie mécanique qu'avant l'injection. Une même dépense de cette énergie neuro-musculaire peut donc donner naissance à des quantités variables d'énergie physiologique et il ne saurait dès lors y avoir entre la cause et l'effet une relation étroite d'équivalence.

89. — Dans la considération de la dépense énergétique totale qui correspond à la production d'un travail extérieur, il faudra donc tenir simultanément compte de l'énergie représentée par l'excitation neuro-musculaire et de celle qui correspond, dans le muscle, à l'énergie physiologique.

Toutefois, il y a variation corrélative de dépense de ces deux espèces d'énergie. La contraction musculaire ne peut, en effet, se maintenir que si l'excitation neuro-musculaire est elle-même continue et il est d'autre part incontestable que, quel que soit le mécanisme en vertu duquel cette excitation provoque cette contraction, l'intensité de celle-ci dépend de l'intensité de celle-là et qu'il y a dès lors proportionnalité entre la cause et l'effet. L'expérience ayant d'ailleurs appris que la quantité d'énergie physiologique engendrée dans le muscle était proportionnelle au raccourcissement et à la charge, on est en droit de conclure, avec Chauveau, que l'énergie représentée par l'excitation neuro-musculaire varie elle-même proportionnellement à la charge et au raccourcissement.

90. — Cette dépense initiale et spéciale d'énergie ne constitue pas d'ailleurs le « seul travail connexe » qui accompagne le « travail propre » du muscle.

On sait depuis longtemps, en effet, que tout travail musculaire a pour conséquence une accélération des mouvements respiratoires et des contractions du cœur, nécessitée par l'accroissement de l'irrigation sanguine et par l'augmentation de la quantité d'oxygène sans lesquelles le moteur ne peut fonctionner. Or ce surcroît de travail imposé ainsi aux muscles respirateurs et au muscle cardiaque ne présente évidemment aucune relation d'équivalence avec l'excitation neuro-musculaire ou l'énergie physiologique du muscle qu'elle accompagne cependant. Il s'agit là encore d'une dépense accessoire, nécessitée par la nature même du moteur animé et dont il faut tenir un compte spécial dans l'évaluation de la dépense énergétique totale qu'entraîne le fonctionnement de ce moteur.

91. — Chauveau a d'ailleurs constaté expérimentalement l'existence de ces deux catégories de travaux connexes, au niveau du muscle même, par l'étude minutieuse de la thermogénèse dans le moteur animé en état d'activité. En comparant, en effet, les échauffements des muscles actifs dans les deux cas de travail positif et de travail négatif, et mesurant d'autre part l'élévation thermométrique des muscles qui effectuent alternativement chacun de ces travaux en quantité égale, Chauveau a obtenu des nombres qui vérifient absolument les formules théoriques, qu'il avait préalablement établies par la considération d'une dépense énergétique spéciale due aux travaux connexes du travail propre du muscle.

En particulier donc, le travail neuro-musculaire, qui représente une dépense d'une énergie de forme encore absolument inconnue, se transforme, dans le muscle et par voie d'équivalence, en énergie calorifique. Les nombres fournis par l'expérience montrent d'ailleurs que la quantité d'énergie calorifique ainsi engendrée est très faible. Mais il faut se garder d'en conclure que la dépense d'énergie correspondante est négligeable dans l'évaluation de la dépense totale, et en particulier dans la recherche du fonctionnement économique du moteur animé.

En effet la quantité maxima de travail que peut normalement fournir l'organisme humain, bien que très inférieure par exemple à celle qu'est capable de donner l'organisme du cheval, n'en doit pas moins cependant être regardée comme considérable pour le moteur que nous sommes. De même une dépense d'énergie à laquelle nous pouvons sans danger satisfaire, quand nous sommes en état de santé, est excessive pour un convalescent, ou pour le jeune organisme de l'enfant.

De même encore le travail neuro-musculaire, que doit effectuer cet organe très spécial que constitue le système nerveux, peut représenter une dépense excessive pour cet organe, alors qu'il n'est cependant l'équivalent que d'une minime quantité d'énergie calorifique.

Sans doute, si l'on ne voulait envisager que la dépense énergétique propre au muscle, il n'y aurait pas à faire état de l'énergie qui correspond à ces travaux connexes, en particulier au travail neuro-musculaire. Mais toutes les grandes fonctions de l'organisme sont dans une telle dépendance réciproque qu'une semblable dissociation n'est nullement permise, surtout pour la recherche du degré d'économie énergétique que nous réalisons volontairement en effectuant des actes mécaniques déterminés. De ce que, par exemple, nous ne choisissons pas la position des segments d'un membre qui correspond au raccourcissement minimum, au moment de l'exécution d'un acte déterminé, il ne s'en suivra pas forcément que nous faisons volontairement une dépense inutile d'énergie. La plupart de nos muscles, en effet, n'agissent que par l'intermédiaire de pièces osseuses et le bras du levier par lesquels s'exerce leur action augmente, en général au moins, avec le degré de raccourcissement du muscle actif. Si donc il y a une plus grande quantité d'énergie physiologique inutilisée lorsque le raccourcissement est plus accusé, il y a en même temps excitation neuro-musculaire moins intense et moins grande dépense d'énergie musculaire, puisque, le bras de levier étant plus grand, la force de contraction à développer dans le muscle est moindre. Il est donc possible qu'il y ait finalement, pour l'organisme considéré dans son ensemble, et en tenant compte de la dépense énergétique totale, économie vraie à faire travailler les muscles sous un raccourcissement plus grand.

On jugera plus loin de l'importance de cette remarque lorsque nous essayerons de déterminer dans quelle proportion nous tenons compte, en pratique, de l'économie énergétique qui correspond, toutes choses égales d'ailleurs, à un raccourcissement musculaire moindre.

92. — Tel est, sommairement exposé, et en nous en tenant à ce qui intéresse plus directement l'étude du fonctionnement économique de l'organisme, l'état actuel d'avancement où les travaux de Chauveau ont amené nos connaissances précises sur l'énergétique animale. Nous en avons surtout à retenir, pour ce qui nous reste à dire, les points suivants :

1° A ne considérer que le travail propre du muscle, le moteur animé, le muscle, fonctionne d'autant plus économiquement qu'il travaille sous un raccourcissement moindre ;

2° En outre du travail propre au muscle, l'organisme a

à faire face à des dépenses énergétiques connexes, dont l'existence a été expérimentalement constatée, mais que nous ne savons pas encore évaluer dans les diverses circonstances où nous aurions intérêt à pouvoir en obtenir la valeur exacte.

C'est à la lumière de ces résultats qu'il faut encore étudier le fonctionnement énergétique de l'organisme. On prévoit d'avance qu'une telle étude ne pourra aboutir à des conclusions générales précises, puisque certaines données manquent actuellement. Quelques faits nous paraissent cependant pouvoir être rapportés à une préoccupation de diminuer, soit la dépense d'énergie physiologique, soit celle qui se rapporte aux travaux connexes; il ne sera donc pas inutile, ne serait-ce que pour montrer par quelques exemples l'extrême complexité de la question, d'étudier à ce point de vue, quoique nous ne puissions le faire qu'incomplètement, quelques actes mécaniques.

93. — Remarquons d'abord que le travail interne ou énergie physiologique, ainsi que les travaux connexes, ne constituent pas par eux-même une dépense que l'on puisse qualifier d'inutile, puisqu'il s'agit de phénomènes nécessités par la nature même du moteur.

Rappelons d'ailleurs qu'une dépense énergétique, qui semble être inutile dans les conditions strictes d'appréciation que nous venons d'indiquer, peut en quelque sorte s'emmagasiner dans l'organisme, sous forme d'augmentation progressive de capacité de travail.

D'autre part, l'excitation neuro-musculaire, par exemple, correspond, en quelque sorte, au travail préalable de l'ouvrier qui a limé, forgé, assemblé les diverses pièces d'une machine motrice et dont la dépense d'énergie ne pourrait être qualifiée d'inutile, et partiellement seulement, que si la machine construite avait une puissance supérieure à celle qu'elle devra jamais déployer. Un muscle, en effet, n'est réellement un organe moteur, que lorsqu'il est en contraction, de même que le métal des pièces fabriquées par l'ouvrier n'est une machine qu'après que ces pièces ont été travaillées et agencées ; l'excitation neuro-musculaire et le travail préalable de l'ouvrier ont pour résultat la construction, lente dans le cas d'une machine métallique, extemporanée dans le cas du muscle, du moteur qui devra produire du travail.

Peut-être serait-il permis de souhaiter que le moteur animé fut construit sur des bases différentes et telles qu'elles n'entraînassent aucune consommation accessoire d'énergie, en admettant que la réalisation d'un tel souhait fut compatible avec les lois naturelles, sans modifications sensibles d'ailleurs des aptitudes diverses de l'être que nous constituons. Mais, à prendre ce moteur tel qu'il est, on ne peut qualifier d'inutile et regarder comme correspondant à un fonctionnement défectueux au point de vue économique, que les dépenses énergétiques supérieures à celles qui sont strictement et pour diverses raisons nécessaires à la réalisation d'un acte mécanique déterminé.

94. — Il est certains actes mécaniques que nous réalisons dans des conditions de contraction telles que nous bénéficions sûrement du rendement meilleur qui correspond à un raccourcissement musculaire moindre. Ces actes paraissent donc constituer d'excellents exemples de fonctionnement économique; mais en réalité on ne peut affirmer, comme on va le voir, que la réalisation des conditions de moindre dépense inutile de travail musculaire interne soit la cause directe et unique des particularités dont il va être question.

P. Richer a employé la photographie comme méthode d'observation des contractions musculaires. Il ne semble pas que ce procédé puisse être, en l'espèce, aussi fécond en renseignements précis que pour la détermination des éléments des mouvements pendant la marche, la course, le saut, etc. Toutefois, en photographiant des muscles volumineux et saillants d'athlètes, P. Richer a pu nettement distinguer l'un de l'autre, sur les clichés photographiques, l'état de contraction et l'état de relâchement des muscles qui se présentent de profil sur l'image.

L'examen attentif des clichés a montré à P. Richer que, à un certain moment de la marche, ainsi que dans l'acte de lancer un coup de poing ou un coup de pied, les muscles extenseurs actifs se contractent violemment au début du mouvement, puis retombent à l'état de repos bien avant que le membre, ainsi lancé à la façon d'un projectile, ait atteint la limite de son excursion. Par cette contraction, que P. Richer appelle *balistique*, nous communiquons seulement au membre à mouvoir une vitesse initiale qui l'entraînera jusqu'à la fin du mouvement.

Or, pour lancer un coup de poing ou un coup de pied, nous plaçons d'abord en flexion les segments du membre, ce qui détermine un allongement préalable des muscles extenseurs qui vont agir pour déterminer le mouvement d'extension. Ces muscles, si leur contraction est seulement *balistique*, n'entrent donc en contraction que sous un raccourcissement faible et le travail interne de déformation qui restera inutilisé, à la fin de la contraction, se trouve ainsi *minimum*.

En outre, tout travail musculaire étant proportionnel, toutes choses égales d'ailleurs, à la durée de la contraction, la contraction *balistique* nous fait réaliser, de ce chef, une nouvelle économie.

Mais si nous obtenons ainsi les meilleures conditions de fonctionnement économique, quant au travail musculaire interne et à sa durée, on ne pourrait judicieusement en conclure que l'économie énergétique réalisée pour ces deux raisons soit la cause volontaire immédiate et unique de cette contraction balistique.

Il est évident, en effet, que pour obtenir une même vitesse à la fin du mouvement, ou une même amplitude d'excursion, il faut une contraction musculaire plus intense dans le cas de contraction balistique momentanée que dans celui d'une contraction prolongée pendant toute la durée du mouvement. La contraction balistique de P. Richer exige donc une excitation neuro-musculaire plus intense, et par suite une dépense plus grande d'énergie sous la forme qui nous est la moins connue, et dont nous connaissons le moins les lois de variation.

D'autre part encore, pour pouvoir apprécier en toute connaissance de cause la valeur économique des deux modes de contraction, il faudrait tenir compte des travaux mécaniques effectués dans les deux cas.

On voit que, en ce qui concerne cette contraction balistique qui paraissait, à un examen superficiel, absolument démonstrative quant à l'économie d'énergie que nous pouvons chercher à réaliser, on peut seulement dire, si l'on veut s'en tenir aux seules indications précises, qu'elle réalise une dépense minima quant à l'énergie musculaire interne et à la durée de la contraction, sans qu'il soit démontré par là qu'elle répond également à une dépense énergétique totale minima de la part de l'organisme.

95. — Malgré cette réserve que nous avons été amenés à formuler, il y a un rapport si caractéristique entre la contraction balistique et l'économie d'énergie musculaire interne, qu'il n'est pas sans intérêt de chercher si cette forme de contraction est générale, où si du moins on la rencontre dans d'autres muscles que ceux sur lesquels ont porté les observations de P. Richer.

A ce point de vue, il est des muscles, les muscles moteurs

du globe oculaire, dont la considération peut être instructive en raison de la continuité des efforts de contraction qu'ils doivent développer par suite du rôle même qui leur est dévolu.

Les droits interne et externe de nos yeux, en dehors des heures de sommeil et des quelques rares instants de la journée où nous laissons nos globes oculaires prendre leur position d'équilibre naturel, sont en effet dans un état presque permanent de fonctionnement dynamique. Ils doivent satisfaire à des changements presque continuels, et d'ailleurs considérables, de distance de vision et d'orientation des globes, réaliser par suite des degrés très différents de convergence qui nécessitent des contractions à peu près permanentes et d'ailleurs énergiques, eu égard à leur section. Il y a dès lors lieu de croire que la somme de travail journalier que ces muscles doivent fournir est relativement grande, et qu'ils sont, plus que beaucoup d'autres, exposés à la fatigue et au surmenage, comme tend tout au moins à le faire croire la fréquence des phénomènes d'asthénopie musculaire, dont l'existence, pour être niée par quelques-uns, n'en paraît pas moins certaine. Si donc la contraction musculaire balistique, qui à coup sûr ne nécessite qu'une dépense moindre d'énergie interne, répond en même temps à une dépense totale minima d'énergie, c'est cette forme spéciale de contraction que nous devons volontairement adopter pour nos muscles droits interne et externe.

Or un fait, établi par les ophtalmologistes indépendamment de toute préoccupation d'énergétique animale, constitue, sinon une preuve rigoureuse, au moins une bien forte présomption en faveur de l'existence de cette forme de contraction. On sait, en effet, que, pendant la lecture, le globe oculaire se meut, non pas d'une façon continue, mais par saccades qui correspondent chacune à un faible déplacement angulaire; la contraction des muscles actifs ne varie donc pas d'une manière progressive, mais par accroissements brusques qui font tout au moins naturellement songer à un mécanisme analogue à celui que constituerait une série de contractions balistiques. Ce mécanisme, présente, en outre, l'avantage de supprimer la dépense d'énergie qui correspondrait à l'intervention du muscle droit antagoniste de celui qui produit le mouvement, intervention que nous savons être nécessaire pour la réalisation d'un mouvement uniforme.

Les mouvements saccadés dont sont animés les globes oculaires pendant la lecture paraissent donc répondre à une double économie de l'énergie à dépenser; toutefois, nous ne voudrions pas affirmer que ce sont là les seules et uniques raisons de la particularité mécanique présentée par l'accomplissement de cet acte physiologique très spécial qui constitue la vision.

96. — Nous avons pu, d'autre part, nous assurer que, dans les mouvements de rotation, rapides et étendus, du globe oculaire, la vitesse de rotation va progressivement en diminuant depuis le début du mouvement, comme il doit arriver si le globe se meut réellement sous l'action d'une contraction balistique.

Pour cela, on dirige sur un écran, dans une pièce d'ailleurs obscure, un faisceau lumineux que l'on a préalablement animé d'un mouvement périodique, par exemple en le faisant d'abord refléchir sur un miroir plan fixé sur l'une des branches d'un diapason en vibration. Par suite de la persistance des impressions rétiniennes, on voit ainsi sur l'écran une ligne lumineuse continue, de direction variable avec celle des branches du diapason, et que l'on peut toujours rendre verticale. On se place alors, face à l'écran, et après avoir fixé un point de la ligne lumineuse continue, on communique aux globes un rapide mouvement de rotation autour d'un axe vertical par la contraction des muscles droits appropriés, la tête restant fixe. On dissocie ainsi la droite lumineuse et l'on voit pendant un temps très court une ligne sinusoïdale qui résulte de la projection sur l'écran des images rétiniennes successives et de la persistance des impressions sur notre écran nerveux rétinien. Or, dans ces conditions, la hauteur maxima des diverses boucles de la sinusoïde lumineuse, que l'on projette sur l'écran, reste constante, tandis que la largeur, dans le sens horizontal, de ces parties successives de la courbe brillante se montre assez rapidement décroissante. Une telle particularité ne peut être rapportée qu'à une diminution progressive de la vitesse de rotation des globes, et il est rationnel de penser que cette diminution peut être due à une forme balistique de la contraction des muscles qui engendrent le mouvement.

97. — On trouve donc, dans les caractères de la contraction balistique observée par P. Richer et dans le fonctionnement mécanique des muscles moteurs du globe oculaire, des faits qu'il est permis de rattacher à la préoccupation volontaire que

nous aurions de réaliser une moindre dépense énergétique; il faut reconnaître toutefois que, tout probable qu'il soit, ce rattachement n'est cependant pas rigoureusement démontré, en raison des circonstances accessoires dont s'accompagne le phénomène à interpréter.

C'est qu'un phénomène physiologique est en général engendré par des causes multiples, et que, par la réalisation d'un acte déterminé et unique l'organisme satisfait en général à plusieurs desiderata. La contraction balistique par exemple, paraît répondre non seulement à une moindre quantité d'énergie interne inutilisée, mais encore à une durée de raccourcissement moindre et peut-être aussi à une moindre dépense totale d'énergie neuro-musculaire, en même temps qu'à une meilleure adaptation mécanique du mouvement au résultat que nous nous proposons d'atteindre. Les mouvements saccadés du globe pendant la lecture peuvent sans doute être justifiés par des considérations d'énergétique musculaire comme nous l'avons dit plus haut, mais ils répondent probablement aussi à quelque desiderata relatif à l'acte même de la vision.

De même encore, la contraction des extenseurs de la jambe, lorsque, après un saut en hauteur, nous retombons sur le sol, n'a pas seulement pour résultat d'annuler la force vive que la chute a communiquée à notre corps. Ainsi que l'a fait remarquer Marey, ces muscles sont en état de contraction violente au moment où la force vive de la chute a été annulée, et se trouvent par suite en meilleure condition pour relancer le corps en haut. Dès les premiers moments de l'extension, en effet, ces muscles sont ainsi déjà en un état de contraction énergique qu'ils ne peuvent réaliser qu'à une période ultérieure de leur action, et, par suite, pendant un temps moindre, au début d'un premier saut. Aussi la hauteur du second saut est-elle, pour cette raison, toujours plus grande que celle du premier.

Nous pouvons ajouter encore, en tenant compte des notions fournies par les recherches de Chauveau, que la contraction musculaire, au début du mouvement d'extension qui succède à l'amortissement de la force vive de chute, se produit au moment où les muscles extenseurs actifs viennent d'être allongés par une flexion, et qu'ainsi ces muscles fonctionnent dans les meilleures conditions économiques, quant au travail interne qui restera inutilisé et se transformera bientôt, dans leur tissu, en énergie calorifique.

Cette contraction des extenseurs à la fin de la chute qui succède à un saut présente donc trois avantages d'ordre différent : elle annule la force vive due à la chute, elle permet de réaliser une utilisation meilleure de la force motrice lors d'un second saut, elle correspond d'autre part à un fonctionnement énergétique économique quant au degré de raccourcissement sous lequel se contractent les muscles en travail. La cause directe de la contraction des extenseurs réside évidemment ici dans la nécessité d'amortir la chute ; mais les deux autres avantages n'en existent pas moins, sans que l'on puisse voir là un exemple démonstratif de la réalisation volontaire d'un état de fonctionnement économique.

D'une manière générale dans les divers actes mécaniques que l'on peut songer à étudier pour y trouver des indications sur la réalisation des conditions de dépense moindre de l'énergie propre au moteur animé, on se heurte à une complexité analogue. On pourra par suite tirer de l'étude de ces actes, non des indications précises, mais seulement des présomptions plus ou moins grandes, jusqu'au jour où nous connaîtrons, en énergie calorifique ou dynamique, l'équivalent des diverses énergies en jeu et où nous saurons évaluer la part de chacune de ces énergies diverses dans les actes mécaniques que nous voudrons analyser.

98. — La considération d'actes relatifs à certains équilibres réalisés avec les muscles du membre supérieur fournit encore des indications instructives, tout en montrant l'intervention d'une circonstance différente de celles que nous avons vues compliquer les phénomènes mécaniques dont il vient d'être question.

L'équilibre, sous un certain degré de flexion, de l'avant-bras à l'extrémité duquel est suspendu un poids constant P, exige, de la part des muscles fléchisseurs une force de contraction F qui dépend de l'angle que font entre eux les deux segments des membres, puisque les bras de levier, à l'extrémité desquels agissent les forces P et F, dépendent eux-mêmes de cet angle. A nous en tenir, par suite, à la seule considération de la condition d'équilibre entre les forces P et F, nous aurions avantage, c'est-à-dire un moindre effort à faire, en réalisant le degré de flexion pour lequel le rapport entre le bras de levier l de la contraction musculaire F et le bras de levier l' de la force constante P, atteint sa valeur maxima. La condition d'équilibre est en effet :

$$Fl = Pl', \quad \text{d'où} \quad F = \frac{l'}{l} P,$$

ce qui montre que F est minima lorsque $\frac{l}{l'}$ est maximum.

Or, si l'on calcule ce rapport $\frac{l}{l'}$, ou plus simplement si l'on mesure, sur une figure, les valeurs successives de chacun des termes l et l', correspondant aux divers degrés de flexion, on trouve que l et l' restent sensiblement proportionnels entre eux jusque dans le voisinage d'une flexion de 90° ; pour une flexion plus grande, le bras de levier l' de la force P décroît tandis que le bras de levier l de la force de contraction musculaire F continue à augmenter.

Il résulte de là que le rapport $\frac{l}{l'}$, sensiblement constant tant que l'angle de flexion reste obtus, augmente lorsque cet angle devient inférieur à 90°, et n'atteint donc son maximum que pour une flexion encore plus accusée. Par suite, à s'en tenir aux seules considérations de la mécanique des corps inertes, à la théorie des leviers, nous aurions toujours avantage à fléchir le bras au-delà de 90° puisque la quantité de travail mécanique à fournir est alors moindre.

Mais, d'autre part, plus la flexion est accusée, c'est-à-dire plus l'angle des deux segments du membre est petit, plus est grand le raccourcissement des muscles actifs et plus la quantité de travail interne inutilisé est, pour cette raison, considérable. Par contre, la force de contraction nécessaire pour l'équilibre, avons-nous fait remarquer déjà, reste sensiblement constante, tant que l'angle de flexion reste obtus, mais diminue si la flexion est plus accusée; une flexion plus grande équivaut donc à une diminution de la charge, d'où résulte, toutes choses égales d'ailleurs, une moindre dépense d'énergie musculaire interne inutilisée.

Enfin les travaux connexes, le travail d'excitation neuromusculaire, en particulier, augmente, d'une part, du fait de l'accroissement progressif du raccourcissement, mais diminue, d'autre part, quand la flexion est assez accusée, concurremment avec la diminution de la force de contraction musculaire nécessaire pour maintenir l'équilibre.

La recherche des conditions rigoureuses qui correspondent à la dépense énergétique totale *minima* en tenant compte de toutes les formes sous lesquelles l'énergie est consommée dans l'acte mécanique considéré, ne constitue donc pas seulement un problème complexe, mais bien un problème dont la solution précise ne peut être trouvée faute de données.

D'ailleurs, même si cette solution pouvait être indiquée *a priori*, elle pourrait, dans certains cas, ne pas être conforme à notre manière de faire dans le soutien d'une charge, sans qu'on pût en conclure, nous semble-t-il, que nous n'avons pas la préoccupation de réduire, dans la mesure du possible, notre dépense énergétique. Il est, en effet, une circonstance dont nous n'avons pas parlé encore, et qui peut intervenir dans une assez large mesure pour régler nos déterminations.

Si la charge n'est pas trop forte, et si, par suite, la force de contraction musculaire est notablement inférieure à la force maxima qu'il nous est possible de développer, on conçoit que nous ayons la préoccupation de réaliser les conditions qui correspondent à la plus grande économie énergétique. Mais, si la charge est telle que l'équilibre nécessite, pour première condition en quelque sorte, la force musculaire la plus grande que nous puissions réaliser, on conçoit par contre que la production de ce maximum, sans lequel l'équilibre ne serait pas possible, devienne notre préoccupation unique et exclusive.

Or, il semble bien que l'observation confirme ces prévisions.

Si l'on invite, en effet, un sujet à équilibrer une charge d'un petit nombre de kilogrammes, prise à la main, en maintenant l'avant-bras fléchi sur le bras dirigé verticalement, l'angle de flexion spontanément choisi est assez obtus.

Par contre, un gymnasiarque qui se suspend à la barre du trapèze d'une seule main et qui veut équilibrer le poids de son corps par la contraction des fléchisseurs de l'avant-bras, se place spontanément dans un état de flexion tel que les deux segments du membre fassent entre eux un angle inférieur à 90°.

Il semble donc bien que, dans le premier cas, nous ayons voulu bénéficier de la réduction de dépense énergétique qui résulte d'un raccourcissement moindre de nos muscles actifs, tandis que dans le second, nous ayons sacrifié toutes considérations d'économie énergétique à la production du maximum de force musculaire sans lequel l'équilibre cherché n'eût pu être réalisé.

CONCLUSIONS

On peut résumer de la manière suivante les indications qui résultent des considérations présentées dans les chapitres précédents.

Le fonctionnement de l'organisme comme moteur entraîne des dépenses d'énergies diverses dont la forme et l'équivalence ne sont pas encore toutes connues. Par suite, il n'est pas possible de déterminer d'une manière précise le degré d'économie énergétique que nous réalisons volontairement dans l'accomplissement de bon nombre d'actes mécaniques.

Toutefois, dans les actes mécaniques généraux, comme dans le mode d'intervention des muscles antagonistes, on reconnaît sûrement la préoccupation inconsciente et constante de réduire au minimum la dépense totale d'énergie et la réalisation volontaire des conditions mécaniques qui correspondent à cette dépense minima.

Il semble, d'autre part, que la manière dont nous accomplissons certains actes mécaniques corresponde à la préoccupation de réduire, dans la mesure du possible, la consommation d'énergie physiologique propre au muscle.

L'organisme apparaît ainsi comme apte à apprécier l'influence de deux ordres de conditions, les unes extérieures et de nature mécanique, les autres intérieures et de nature physiologique ; il sait donc tenir compte à la fois de lois mathématiques et de lois biologiques, mais c'est toujours par le même procédé qu'il porte un jugement sur des conditions si dissemblables dans leur essence. Le fonctionnement du moteur animé est influencé, en effet, par ce fonctionnement même, en raison de la nature et de l'autonomie de ce moteur ; tout travail suffisamment considérable en durée ou en quantité par une unité de temps, entraîne la fatigue, et c'est en réalité avec la préoccupation d'écarter la fatigue que nous réglons notre fonctionnement.

Maladroits, d'abord, au point de vue énergétique, dans

l'accomplissement d'un acte mécanique nouveau, l'expérience nous instruit par les sensations de fatigue qui apparaissent après la production du travail.

Il semble, d'ailleurs, d'après les recherches de Chauveau, que la résistance extérieure contre laquelle s'exerce la force de contraction des muscles puisse être considérée comme une sorte d'excitant et qu'il résulte de là pour nous, un procédé spécial grâce auquel nous pouvons reconnaître, d'une part, ceux de nos muscles qui sont seuls utiles à l'accomplissement d'un acte mécanique déterminé, d'autre part, l'intensité de contraction que doit réaliser chacun d'eux, pour que, en aucun cas, nous ne fassions de dépense inutile d'énergie.

Rien ne s'oppose même à ce que nous puissions, par ce même procédé, régler la contraction de faisceaux voisins, qui font partie d'une seule unité musculaire au point de vue anatomique, et supprimer ainsi toute dépense énergétique inutile qu'entraînerait la forme même du muscle si, comme on le suppose implicitement en général, chaque partie d'un même muscle recevait toujours des excitations égales.

En somme donc, on peut, par l'analyse d'un certain nombre d'actes mécaniques, mettre hors de doute la réalisation volontaire des conditions qui correspondent à une dépense énergétique minima en rapport avec la nature et la forme du moteur que nous constituons. Les autres actes dont l'examen ne peut conduire sûrement à une telle conclusion sont ceux dont l'analyse et l'appréciation énergétique ne peuvent être faites, en raison de l'insuffisance de nos connaissances actuelles sur la nature, sur les lois de variations et sur l'équivalence des énergies diverses que consomme simultanément l'organisme entier considéré comme moteur.

ÉVREUX, IMPRIMERIE DE CHARLES HÉRISSEY

www.ingramcontent.com/pod-product-compliance
Ingram Content Group UK Ltd.
Pitfield, Milton Keynes, MK11 3LW, UK
UKHW020400230726
13925UKWH00003B/1190

9 782013 585170